Wie heeft de regie?

Wie heeft de regie?

Kwaliteit van bestaan in de praktijk

John Sijnke

Bohn Stafleu van Loghum
Houten 2009

© Bohn Stafleu van Loghum, onderdeel van Springer Uitgeverij 2009

Alle rechten voorbehouden. Niets uit deze uitgave mag worden verveelvoudigd, opgeslagen in een geautomatiseerd gegevensbestand, of openbaar gemaakt, in enige vorm of op enige wijze, hetzij elektronisch, mechanisch, door fotokopieën of opnamen, hetzij op enige andere manier, zonder voorafgaande schriftelijke toestemming van de uitgever.

Voor zover het maken van kopieën uit deze uitgave is toegestaan op grond van artikel 16b Auteurswet 1912 j° het Besluit van 20 juni 1974, Stb. 351, zoals gewijzigd bij het Besluit van 23 augustus 1985, Stb. 471 en artikel 17 Auteurswet 1912, dient men de daarvoor wettelijk verschuldigde vergoedingen te voldoen aan de Stichting Reprorecht (Postbus 3051, 2130 KB Hoofddorp). Voor het overnemen van (een) gedeelte(n) uit deze uitgave in bloemlezingen, readers en andere compilatiewerken (artikel 16 Auteurswet 1912) dient men zich tot de uitgever te wenden.

Samensteller(s) en uitgever zijn zich volledig bewust van hun taak een betrouwbare uitgave te verzorgen. Niettemin kunnen zij geen aansprakelijkheid aanvaarden voor drukfouten en andere onjuistheden die eventueel in deze uitgave voorkomen.

ISBN 978 90 313 6272 1
NUR 752

Ontwerp omslag: TEFF
Ontwerp binnenwerk: Studio Bassa, Culemborg
Automatische opmaak: Crest Premedia Solutions (P) Ltd, Pune
Illustraties: Michelle Buffart

Bohn Stafleu van Loghum
Het Spoor 2
Postbus 246
3990 GA Houten

www.bsl.nl

Inhoud

	Woord vooraf	7
1	**Kwaliteit van bestaan**	9
2	**Regie**	13
	Associaties	14
	Uitspraken en vragen	14
	Kijk door de ogen van de ander	16
3	**Kiezen**	19
	Wie beslist wat?	20
	Actieplan: meer keuzevrijheid!	21
	Zo zie ik het	22
4	**Respect**	26
	Taalgebruik	27
	Blijf vragen stellen	28
5	**Veiligheid**	33
	Rituelen	34
	Afstemmen	35
	Lichaamsgebonden afstemmen	36
	Associatief afstemmen	37
	Dialogisch afstemmen	38
	Wie gaat eruit?	38
6	**Ontwikkelen**	42
	Beeldvorming	43
	Positief kijken	44
7	**Netwerk**	49
	Basisbehoeften	50
8	**Ondersteunen**	55
	De kunst van het vragenstellen	55
	Individuele vragenlijst	56

Nieuwsgierigheid	57
Feedback en proactiviteit	57
Leidinggeven	58
Stimuleren	58
Vragen	59
Reflectie	60

Literatuur 65

Over de auteur 66

Woord vooraf

We willen allemaal graag zelf bepalen hoe ons leven eruitziet. Voor mensen die op de een of andere manier een beroep doen op ondersteuning van anderen is dat niet anders. Zoals voor mensen met een verstandelijke beperking, mensen met psychische of psychiatrische problematiek, ouderen die in toenemende mate zorg nodig hebben of mensen met een lichamelijke handicap.

Wie heeft de regie? helpt je bij het stimuleren van zelfstandigheid bij degenen aan wie jij ondersteuning geeft. Zodat zij zo veel mogelijk zelf kunnen bepalen hoe hun leven eruitziet.

Het helpt je ook bij het kritisch naar jezelf kijken, zodat jij je voortdurend bewust bent van je handelen, de achtergrond daarvan en het effect ervan op anderen.

Wie heeft de regie? gaat dus zowel over *doen* als over *reflectie*. Het is geen zelfstandige methode, maar een praktijkgerichte verzameling van opvattingen over ondersteuning en handvatten om die opvattingen in de praktijk te brengen.

De uitgangspunten van kwaliteit van bestaan vormen een belangrijke basis voor dit boek. Kwaliteit van bestaan wordt op verschillende manieren beschreven. In dit boek is gekozen voor de definities die je in het eerste hoofdstuk aantreft. Die definities vormen de rode draad voor de rest van het boek.

Veel van de gebruikte voorbeelden komen uit de dienstverlening aan mensen met een verstandelijke beperking, maar zijn ook van toepassing voor andere werkvelden. Aan jou als lezer de uitdaging om de inhoud van dit boek te vertalen naar jouw eigen specifieke werksituatie en de ondersteuning die jij aan anderen geeft.

Bij het samenstellen van dit boek heb ik geput uit mijn eigen praktijkervaringen en uit de contacten die ik in de loop der jaren heb gehad met zowel mensen die ondersteund worden als mensen die ondersteuning geven. Ik wil hen bedanken voor de inspiratie die ze mij gaven om zo normaal mogelijk te blijven kijken. Trainer Dries Vos wil ik met name bedanken voor zijn ideeën en het materiaal waar ik veel aan heb gehad bij het schrijven van dit boek.

John Sijnke

Kwaliteit van bestaan

Het begrip 'kwaliteit van bestaan' wordt tegenwoordig veel gebruikt in de zorgsector. Organisaties drukken er mee uit dat zij kwaliteit hoog in het vaandel hebben staan en dat zij klantgericht en klantvriendelijk (willen) zijn. De wijze waarop de zogeheten domeinen van kwaliteit van bestaan (ook wel 'kwaliteit van leven' genoemd) door veel organisaties worden vertaald en geïnterpreteerd wekt de indruk dat het om iets specifieks gaat, dat vooral van toepassing is op mensen die ondersteuning van anderen nodig hebben. Dat is jammer, want kwaliteit van bestaan gaat helemaal niet alleen over speciale groepen mensen, maar over alle mensen. Het gaat om zaken die voor iedereen essentieel zijn, dus ook voor mensen met een verstandelijke en/of lichamelijke beperking, mensen met psychische of psychiatrische problemen en ouderen die steeds meer zorg en ondersteuning nodig hebben.

Door aparte vertalingen te maken voor deze mensen wordt net gedaan alsof alles wat voor ons zou gelden niet automatisch ook voor hen opgaat. Maar dat is nou juist het unieke van die kenmerken van kwaliteit van bestaan: ze gelden voor iedereen. Door ze ook binnen de zorg en dienstverlening in hun zuivere vorm te gebruiken, houden we onszelf de spiegel voor: zien we de mensen aan wie we ondersteuning geven wel echt als gelijkwaardige mensen met gelijksoortige basisbehoeften? Doet de hele manier waarop we vorm en inhoud aan onze dienstverlening geven recht aan die gelijkwaardigheid?

De verschillende aspecten van kwaliteit van bestaan worden in dit eerste hoofdstuk nader toegelicht. In de daaropvolgende hoofdstukken worden ze verder uitgewerkt. Niet om er een eigen interpretatie aan te geven, maar juist om ze, in hun meest zuivere vorm, leidend te laten zijn in de dagelijkse ondersteuning.

Wat de beste vorm is om zorg en dienstverlening te organiseren, laten we hier in het midden. Maar hoe die dienstverlening er ook uitziet, de mensen die er gebruik van maken horen ondersteuning te krijgen die recht doet aan en bevorderlijk is voor hun kwaliteit van bestaan. En daarbij spelen de thema's in kader 1.1, die verder zijn uitgewerkt per hoofdstuk in dit boek, een cruciale rol.

Kader 1.1 Centrale thema's bij kwaliteit van bestaan

Regie
We hebben allemaal sterk de behoefte ons leven in te richten naar ons eigen idee. Wanneer anderen alles voor ons bepalen worden we daar doodongelukkig van. Regievoering is een overkoepelend begrip bij kwaliteit van bestaan, want het maakt zichtbaar in welke mate we zelf het stuur in handen hebben.

Kiezen
We maken allemaal keuzes in ons leven. Elke dag: grote en kleine keuzes. Soms pakt een keuze heel goed uit, soms ook niet. Of het de juiste keuze is geweest, blijkt vaak pas na verloop van tijd, nadat er ervaring is opgedaan. En van die ervaringen leren we.

Respect
Respect is een wederzijds proces. Wanneer je anderen met respect en waardigheid behandelt, zijn zij beter in staat ook jou op dezelfde wijze tegemoet te treden. Respect hebben we nodig om zelfrespect op te bouwen en dat is belangrijk voor zelfvertrouwen en een positief zelfbeeld.

Veiligheid
Een van de meest elementaire behoeften van mensen is veiligheid. Niet alleen een veilige plek zoals je eigen huis, maar ook een gevoel van veiligheid. Vanuit dat gevoel ben je beter in staat met anderen om te gaan en actief te zijn in de samenleving.

Ontwikkelen
Iedereen heeft mogelijkheden. En we leren elke dag. Soms heel gericht, maar ook door het opdoen van toevallige ervaringen. Op die manier ontwikkelen we onze vaardigheden. Die vaardigheden gebruiken we om invulling aan ons leven te geven. Ontwikkelen en benutten van vaardigheden is een basisrecht. Evenals in de gelegenheid gesteld worden je te ontwikkelen.

Netwerk
Ons sociale netwerk bestaat uit mensen die heel dichtbij staan, zoals familie en mensen die we zelf hebben uitgekozen om mee om te gaan, zoals vrienden. Dat kunnen mensen zijn uit onze directe omgeving, zoals buren en collega's, maar ook mensen die

meer op afstand staan, zoals kennissen, leden van verenigingen en anderen. We hebben al die anderen nodig om onze plek in de samenleving in te kunnen nemen.

Actieve deelname aan de samenleving wordt beter mogelijk wanneer er voor al deze punten aandacht is. En het is een wisselwerking, want juist door actieve deelname aan de samenleving zijn we in staat om aan al die zaken aandacht te besteden. Vandaar ook dat 'deelname aan de samenleving' vaak in een adem wordt genoemd met kwaliteit van bestaan.

Voor mensen die ondersteuning behoeven, is die actieve deelname lang niet altijd vanzelfsprekend. Juist daar zou ondersteuning op gericht moeten zijn, zodat ook mensen die zich in een afhankelijke positie bevinden kwaliteit van bestaan kunnen ervaren. Dat vraagt om een specifieke ondersteuningshouding. Om die reden wordt dit boek afgesloten met een hoofdstuk over ondersteunen.

Alles in de groep

Petra vertelde me onlangs over een televisieprogramma dat ze een tijdje terug had gezien. Ze zag mensen die net zo woonden als zij. Niet zoals vroeger bij hun vader en moeder in een gezin met kinderen, maar met een heleboel mensen in een groep. Ze moesten heel veel zelf doen. In woningen voor mensen met een verstandelijke beperking gaat dat ook zo. Vroeger werd elke dag het eten gebracht, nu moeten ze het zelf koken. Dat deden die mensen op de televisie ook.

Het was volgens Petra wel een ouderwets tehuis, want ze sliepen nog met een paar mensen op één kamer. Dat is op de plek waar Petra woont niet meer zo. De directeur vond dat iedereen een eigen kamer moest hebben. Volgens Petra hadden ze ook helemaal geen dagbesteding, want ze bleven de hele dag in dat huis. En volgens haar kon je goed zien dat ze dat niet leuk vonden; ze begonnen zich heel erg te vervelen.

Toch waren ze wel heel zelfstandig, want er kwamen nooit begeleiders langs. In de woning van Petra is dat anders. Daar helpen begeleiders haar met dingen die moeilijk voor haar zijn. Maar dat moesten die mensen op de televisie helemaal alleen zonder begeleider opknappen. Volgens Petra konden ze dat niet goed aan, want er werden steeds mensen overgeplaatst. Ze pakten dan hun

koffers in en gingen weg, net zoals iemand die naar een ander huis of een andere organisatie gaat verhuizen. Vroeger woonde Petra ook in een grote groep, maar tegenwoordig is haar woongroep veel kleiner. Dat is wel een stuk rustiger. En dat ging bij die mensen op de televisie ook zo; hun groepje werd steeds kleiner.
In Petra's woning hebben ze een nachtzorgsysteem. Er hangen camera's en afluisterapparatuur. Zo hoeft er niet in ieder huis een nachtdienst te zijn. Volgens Petra hadden ze op de televisie niet alleen een nachtzorgsysteem, want zelfs overdag werden die camera's gebruikt. Misschien hoefde er daarom overdag geen begeleider langs te komen.
Maar weet je wat Petra zo vreemd vond? Haar begeleiders keken er elke dag naar en hadden het er met elkaar heel vaak over. Terwijl ze volgens Petra gewoon rond hadden kunnen kijken; dan hadden ze toch hetzelfde kunnen zien?

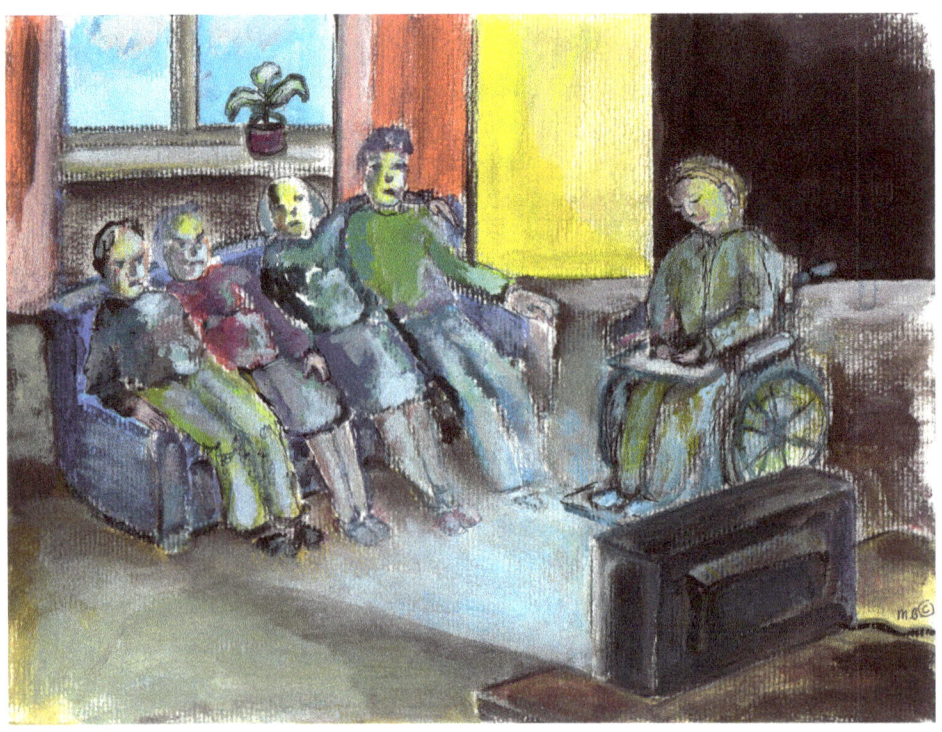

2 Regie

Iedereen heeft recht op zijn of haar eigen levensovertuiging en levensstijl. De mate waarin mensen die aan de zorgen van anderen zijn toevertrouwd die ruimte ook hebben, is echter zeer uiteenlopend. Dat hangt sterk samen met de cultuur van de zorgorganisatie waarvan zij ondersteuning ontvangen. En met het gedrag van directe ondersteuners. Want ook al staat de cliënt centraal in de visie van elke zorgorganisatie, in de praktische uitwerking van die visie wordt pas goed zichtbaar wat de werkelijke positie is van de mensen aan wie ondersteuning wordt geboden en welke rechten zij echt hebben.

De redenering 'zo zou ik het doen en dat geldt dus ook voor anderen' gaat natuurlijk lang niet altijd op. We moeten anderen uiteraard niet opleggen hun leven net zo in te richten als wijzelf dat doen. Toch is het regelmatig bij jezelf te rade gaan geen slechte gewoonte. Door je voor te stellen hoe jij het zou ervaren wanneer jij je in de situatie zou bevinden waarin de mensen aan wie jij ondersteuning geeft verkeren, kun je je soms beter voorstellen waarom mensen reageren zoals ze reageren. En door dat te delen met je collega's draag je actief bij aan een kritische blik op de kwaliteit van de dienstverlening.

Regievoering begint met het hebben van invloed. En invloed kun je op je omgeving uitoefenen als er naar je geluisterd wordt. Een van de dingen waar je naar kunt kijken als we het over regie hebben, is de mate waarin de mensen die ondersteund worden zeggenschap hebben over hun eigen bestaan. En de mate waarin zij actief betrokken worden bij besluitvorming over die ondersteuning. Dat is iets anders dan 'achteraf informeren', zoals sommige organisaties cliëntenparticipatie opvatten.

Je kunt er 'in het groot' naar kijken (wat is er formeel op organisatieniveau geregeld?), maar je kunt er ook heel concreet, praktisch en dichtbij huis naar kijken. Vraag je bijvoorbeeld af in welke mate de mensen aan wie je ondersteuning geeft daadwerkelijk betrokken zijn bij de dagelijkse gang van zaken. Niet incidenteel, door af en toe iemand om z'n mening te vragen, maar structureel, door je standaard af te vragen wat de directbetrokkenen ervan vinden. Houd het klein en betrek het op allerlei zaken waar jijzelf ook invloed op uit kunt oefenen: hoe de plek waar mensen wonen of werken eruitziet, hoe zij daar actief in betrokken worden, hoe je vast kunt stellen of het uiteindelijk voldoet aan wat zij er zelf van hadden verwacht en wat je gaat ondernemen als dat niet zo is.

Intussen wordt vrijwel overal met individuele zorg- of ondersteuningsplannen gewerkt. Sommige organisaties hebben ervoor gekozen om dat vooral het plan van de betrokkene zelf te laten zijn of de betrokkene een actieve rol te laten vervullen bij het tot stand komen ervan. Maar lang niet overal is dat de gewoonte. Wanneer die actieve betrokkenheid in jouw werkomgeving niet zichtbaar is, vraag je dan af waarom dat zo is en wat jou en je collega's in de weg staat er invulling aan te geven. Uiteraard zijn er soms flinke belemmeringen in de communicatie, die actieve betrokkenheid in de weg lijken te staan. Het hoort echter bij je beroep om daar ondersteunende middelen voor te zoeken en jezelf erin te bekwamen die belemmeringen zo veel mogelijk weg te nemen.

Associaties

Het thema 'regie' roept bij iedereen weer andere associaties op. Daarom is het goed om erbij stil te staan wat jij en je collega's eronder verstaan, of dat overeenkomt met wat de organisatie waar jij werkt eronder verstaat en – niet in de laatste plaats – wat de mensen die jij ondersteunt zich bij het begrip 'regie' voorstellen.

Een manier om daar zicht op te krijgen, is het werken met associaties. De oefening in tabel 2.1 kun je met collega's uitvoeren, maar – eventueel in een aangepaste vorm – ook met de mensen aan wie je ondersteuning geeft.

Leg datgene wat het je oplevert naast de officiële uitleg van de organisatie van het begrip regie. En als die officiële uitleg er (nog) niet is, dan heb jij hiermee al een aardig begin gemaakt. Want zelf initiatief nemen, is onlosmakelijk verbonden met regievoering.

Uitspraken en vragen

Vergelijk tijdens de nabespreking van de oefening in tabel 2.1 hetgeen jullie zelf genoteerd hebben met de uitspraken en vragen in kader 2.1. Dat kan een aardige impuls aan de onderlinge discussie geven. En het geeft je de gelegenheid om na te gaan of alle aspecten die bij regievoering horen wel aan de orde zijn gekomen.

Tabel 2.1	Oefening om een beeld te krijgen van wat jijzelf en anderen onder het begrip 'regie' verstaan.
Stap	Handelingen
1	Neem een groot vel papier. Noteer, samen met anderen, alle associaties, ideeën, bezwaren, mogelijkheden, gedachten en gevoelens die bij je opkomen bij de woorden: 'regie over je eigen leven'; laat je fantasie de vrije loop en schrijf alles op wat bij je opkomt. Doe dit zo veel mogelijk in losse woorden of korte zinnen.
2	Orden de gemaakte notities. Dit kan bijvoorbeeld door alle opmerkingen onder te brengen in rubrieken, zoals: wonen, werk, vrije tijd, relatie, ondersteuning et cetera.
3	Bespreek de uitkomst en besluit wat jullie onder regievoering verstaan. Leg jullie definitie vast zodat steeds duidelijk is waar jullie het over hebben. Is dit hetzelfde als wat anderen (de mensen aan wie je ondersteuning geeft, de organisatie of de collega's) onder regievoering verstaan? Hoe kom je daarachter?

Kader 2.1 Uitspraken en vragen voor de nabespreking van de oefening

Regie is een recht!
- Hebben de mensen aan wie wij ondersteuning geven dezelfde rechten als wij?
- Welke verschillen zijn er en zijn die terecht?

Regievoering is: zelf de touwtjes in handen hebben.
- Welke touwtjes hebben wij als ondersteuners in handen?
- En waarom is dat zo?

Regievoering gaat met vallen en opstaan.
- Is er tijd en ruimte om te experimenteren?
- Mogen de mensen die wij ondersteunen fouten maken en daarvan leren?

Iemands leven mag geen confectie zijn, maar behoort maatwerk te zijn.
- Welke collectieve ondersteuningsafspraken en regels hebben wij?
- Hoeveel ruimte is er om daar individueel van af te wijken?

Regie en zelf kiezen zijn onlosmakelijk met elkaar verbonden.
- Kunnen de mensen die wij ondersteunen zelf kiezen wie er bij hun ondersteuning betrokken worden?

- Welke keuzes maken wij voor anderen en met welk motief doen wij dat?

Kijk door de ogen van de ander

De oefening in kader 2.2 kun je met je collega's tijdens een teamvergadering of een themabijeenkomst uitvoeren.

Kader 2.2 Oefening voor een beter inzicht in basale behoeften voor iedereen

Stel je voor dat je door een ongeval ernstige beperkingen oploopt en afhankelijk bent van de ondersteuning van anderen.
Maak vervolgens, individueel, een top vijf van de dingen die voor jou absoluut belangrijk zijn om in je leven te behouden.
Inventariseer daarna wat eenieder heeft genoteerd.
Maak daar een gezamenlijke top vijf van.

Je zult zien dat er veel overeenkomsten zijn tussen wat verschillende mensen belangrijk vinden. En dat het zelf kunnen bepalen hoe je je leven leidt daar een belangrijke factor in is. Je komt met deze oefening namelijk uit op een aantal basale behoeften die voor vrijwel alle mensen gelden. Dus ook voor mensen die om wat voor reden dan ook zorg of ondersteuning nodig hebben.

Neem enkele mensen aan wie je ondersteuning geeft in gedachten. Ga na of de punten die jullie als essentieel benoemd hebben, in voldoende mate in hun leven zijn terug te vinden. Indien dit niet zo is, ga dan na waar dat door komt.

Wanneer dat komt door de manier waarop de zorg en ondersteuning georganiseerd zijn, vraag je dan af wat jij daaraan zou kunnen veranderen. Leg je nooit neer bij situaties die 'nu eenmaal zo zijn'. Net als in de maatschappij geldt hier de regel: 'De organisatie, dat ben jij'. Je kunt je dus nooit verschuilen achter de organisatie. Wanneer je merkt dat organisatorische zaken de regievoering van de mensen aan wie je ondersteuning geeft belemmeren, dan is het je taak om die belemmeringen bespreekbaar te maken en naar wegen te zoeken om ze weg te nemen.

Als het te maken heeft met de wijze waarop jij en je collega's ondersteuning geven, vraag je dan af wat jullie daar anders in kunnen doen.

Ga ten slotte na in welke mate het thema 'regie' hierbij een rol speelt.
Hoe voelt het om je te realiseren dat je de greep op je eigen leven geheel of gedeeltelijk kwijt bent?
Wat zou jij aan ondersteuning nodig hebben om zelf de regie te kunnen behouden?
Kun je datzelfde toepassen op de mensen aan wie jij ondersteuning geeft?

Echt serieus genomen!
Jan Willem en Marlous zitten naast elkaar.
Ze zijn best zenuwachtig, want ze hebben een afspraak met de directeur.
Allebei zijn ze lid van de cliëntenraad.
Daarin zaten vroeger alleen ouders en familieleden.
Maar sinds kort zitten er ook mensen met een verstandelijke beperking in.

De vroegere directeur was daar geen voorstander van.
'Er is al een bewonersvergadering', zei hij altijd.
Maar aan die vergadering stelde hij nooit vragen.
Alle voorstellen die in de bewonersvergadering aan de orde kwamen, waren overal al besproken.
En meestal hadden ze er al een besluit over genomen ook.

Maar nu gaat het anders.
De instelling waar Jan Willem en Marlous momenteel wonen, gaat een nieuw dagcentrum bouwen, midden in de stad.
De directeur wil dat allerlei mensen meepraten, maar zegt dat het vooral om de mensen gaat die er moeten gaan werken.
En dat zijn niet in de eerste plaats de personeelsleden, maar mensen als Jan Willem en Marlous.

Daarom gaan ze vandaag afspraken maken over het bezoeken van andere dagcentra.

Jan Willem en Marlous gaan daar samen met de directeur naartoe.
En daarna zetten ze ook samen op papier wat ze hebben gezien en wat ze belangrijk vinden. Zo gaan ze er samen voor zorgen dat het ook echt hun dagcentrum wordt.

Jan Willem wrijft zich in de handen.
Hij heeft het er al heel vaak over gehad, maar nu voelt hij zich pas echt serieus genomen!

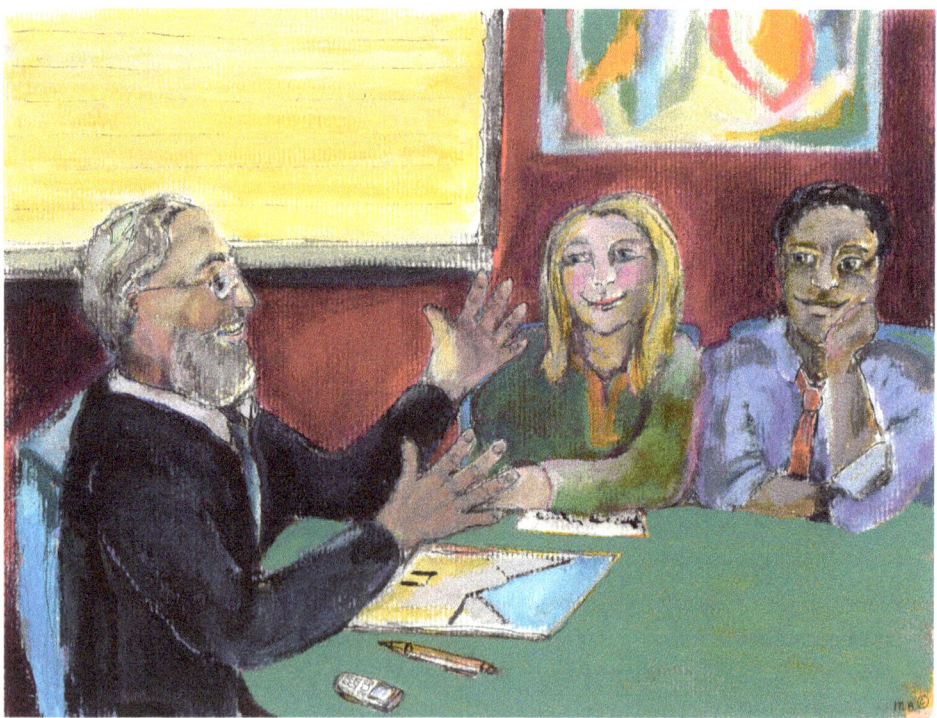

3 Kiezen

De mate waarin je regie over je eigen leven hebt, komt het meest tot uitdrukking in keuzevrijheid. Kiezen heeft met zelf beslissen te maken. Als er geen keuzemogelijkheden zijn, valt er ook niets te beslissen. En dan kun je ook niet spreken van regievoering. Wanneer je als ondersteuner achter het idee staat dat iedereen zo veel mogelijk regie over zijn leven zou moeten kunnen voeren, dan geef je jezelf in feite een opdracht: ervoor zorgen dat er voor de mensen aan wie jij ondersteuning geeft ook werkelijk iets te kiezen valt, ondanks hun vaak beperkte mogelijkheden. Wanneer we pretenderen anderen te kunnen helpen, actief bij te dragen aan hun welzijn, dan moeten we ons doorlopend realiseren hoe belangrijk het is dat mensen gehoord worden in de keuzes die zij zelf zouden willen maken. In grote en in kleine zaken.

Het is weleens goed om stil te staan bij de hoeveelheid keuzes die we als ondersteuner de hele dag maken. Want dat doen we, op elk moment van de dag. Vaak automatisch, omdat een heleboel dingen nu eenmaal altijd zo gaan zoals ze gaan, omdat er afspraken zijn gemaakt, omdat we prioriteiten moeten stellen, omdat de boel moet blijven draaien of omdat we ons verantwoordelijk voelen. Maar realiseren we ons wel voldoende dat we daardoor de hele dag beslissen voor anderen? En wat dat betekent voor die anderen?

En ook wanneer je het gevoel hebt dat er sprake is van keuzemogelijkheden, blijf jezelf dan kritische vragen stellen, zoals:
- Kunnen de mensen die ik ondersteun werkelijk kiezen uit mogelijkheden die voor anderen ook beschikbaar zijn?
- In welke mate hebben zij zelf inzicht in alle mogelijkheden, zodat er ook echt gekozen kan worden?

In hoofdstuk 2 (Regie) werd al iets opgemerkt over zeggenschap. Kunnen kiezen heeft ook alles met zeggenschap te maken. Want de mate waarin jouw keuzes gehoord en meegewogen worden, bepalen de mate waarin je kunt meebeslissen. De vergelijking in kader 3.1 is daar een illustratie van.

> **Kader 3.1 Ondersteund worden en toch meebeslissen?**
> Wanneer je besluit om je huis te laten verbouwen, haal je anderen in huis. Dan is het heel verstandig het een en ander af te spreken met de mensen die je hebt ingehuurd. En af en toe de voortgang te bespreken. Het is per slot van rekening jouw huis en jij bent de opdrachtgever. Zo is het in feite ook met de mensen aan wie jij ondersteuning geeft. Het is hun woning of hun werkplek. Zij zijn eigenlijk jouw opdrachtgever, zij hebben jou ingehuurd om bij hen in huis te komen om hen te ondersteunen. Vanuit die positie hebben zij, net als jijzelf bij jou thuis, het voor het zeggen. Maar zo liggen de verhoudingen in de praktijk doorgaans niet, met als belangrijkste motivatie dat zijzelf niet in staat zouden zijn te bepalen hoe hun ondersteuning eruit moet zien. Maar hoe zou jij het vinden als bouwvakkers zonder overleg tekeer zouden gaan in jouw huis, omdat jij als leek er toch geen verstand van hebt? Op z'n minst een prikkelende gedachte om eens toe te laten, om je te bezinnen op de positie die je inneemt en de werkelijke ruimte die je daarmee overlaat aan degene om wie het gaat.

Wie beslist wat?

Een heleboel dingen in ons leven bepalen we zelf. Sommige dingen bepalen we samen met anderen. En er zijn dingen waar we zelf geen zeggenschap over hebben.

Breng met de vragen in tabel 3.1 voor jezelf in kaart hoeveel invloed jij hebt op je dagelijkse leven.

Breng nu met dezelfde vragenlijst in tabel 3.1 hetzelfde in kaart voor iemand aan wie jij ondersteuning geeft.

Maak nu een vergelijking. Wanneer je ziet dat de persoon aan wie jij ondersteuning geeft veel dingen niet zelf beslist, stel jezelf dan de vraag of dat echt niet anders kan. Iedereen wil immers zelf bepalen hoe zijn leven eruitziet! Realiseer je dat jij als directe ondersteuner het verschil kunt maken. Zoek de mogelijkheden voor verandering dus niet in eerste instantie in 'de organisatie' of 'het systeem', maar in je eigen gedrag. Wat kun jij doen om verandering te brengen in de invloed die je zojuist in kaart hebt gebracht? Het zou prachtig zijn wanneer jij, met jouw ondersteuning, een paar punten kunt verschuiven van 'niet' naar 'samen' of 'zelf'.

Tabel 3.1 Vragenlijst om te bepalen hoeveel invloed je hebt op je eigen leven.

	Onderwerp	Zelf	Samen	Niet
1	Met wie je samenwoont			
2	Wat je eet			
3	Hoe jouw woonkamer eruitziet			
4	Waar jij je geld aan uitgeeft			
5	Welke kleren je draagt			
6	Wat voor werk je doet			
7	Hoeveel dagen je werkt			
8	Of er muziek is tijdens je werk			
9	Hoe je werkplek eruitziet			
10	Wanneer je naar het toilet gaat			
11	Met wie je omgaat in je vrije tijd			
12	Wat je doet in je vrije tijd			
13	Bij wie je op bezoek gaat			
14	Wanneer je met vakantie gaat			
15	Waarheen je met vakantie gaat			

Dit soort oefeningen kun je individueel doen, maar uiteraard ook samen met collega's of mensen aan wie je ondersteuning geeft.

Actieplan: meer keuzevrijheid!

Wanneer je ontdekt dat de keuzemogelijkheden voor de mensen aan wie jij ondersteuning geeft beperkt of onvoldoende zijn, stel dan vast hoe dat komt, wat jij daaraan kunt veranderen en wie of wat je daarbij nodig hebt. Je kunt daarbij de volgorde in kader 3.2 aanhouden.

Kader 3.2 Hoe kun de keuzevrijheid verbeteren voor mensen die je ondersteunt?
- Stel jezelf eerst de vraag wat volgens jou de redenen zijn dat er niet of onvoldoende gekozen kan worden.

- Wanneer je antwoord is: 'dat wil of kan deze cliënt niet', stel jezelf dan de vraag hoe je dat hebt vastgesteld en of je dat in voldoende mate bij de cliënt zelf en anderen hebt getoetst.
- Wanneer er organisatorische belemmeringen zijn, stel jezelf dan de vraag hoe je die kunt opheffen en wie je daarbij nodig hebt.
- Wanneer je merkt dat het met je eigen handelen te maken heeft, ga dan na of dat komt door je opvattingen, door je positie of door je vaardigheden.
- Wanneer je besluit je erbij neer te leggen, stel jezelf dan de vraag waarom je dit werk eigenlijk doet en wat jouw aanwezigheid bijdraagt aan de bevordering van keuzemogelijkheden voor de mensen aan wie je ondersteuning geeft.
- Wanneer je besluit er wat aan te gaan doen, ga dan eens na hoe jouw directe collega's hier tegenover staan en bespreek wat jullie samen zouden kunnen bereiken.
- Wanneer je merkt dat het met je eigen opvattingen (visie, waarden, normen) te maken heeft, ga dan na in welke mate die overeenkomen of verschillen met enerzijds de organisatie en anderzijds de mensen aan wie jij ondersteuning geeft.
- Wanneer je merkt dat het met je positie te maken heeft, bepaal dan op welke wijze en met wie je dit zou moeten bespreken. Daar heb je extra redenen toe wanneer de organisatie de uitgangspunten van kwaliteit van bestaan (of vergelijkbare uitgangspunten) in haar visie heeft opgenomen.
- Wanneer het met vaardigheden te maken heeft, ga dan na op welke wijze je die vaardigheden zou kunnen verwerven (bijvoorbeeld door coaching of training).

Zo zie ik het

In 2000 verscheen Zo zie ik het, het eerste boek in Nederland dat door iemand met een verstandelijke beperking werd geschreven. De auteur, Ab van Eijbergen, beschrijft zijn ervaringen en geeft zijn mening. Onderstaand citaat is een voorbeeld dat met keuzevrijheid te maken heeft.

Weet je wat er ook nog zou moeten veranderen? Dat je zelf mag uitmaken met wie je woont. Het is wel jammer dat dat meestal niet kan. Als er in een groep iemand weggaat, wordt die plek gewoon weer opgevuld. Je weet niet beter. Maar je moet altijd weer wennen en niet met iedereen kun je opschieten. Met de begeleiding vond ik dat trouwens altijd wel moeilijker. Er zat wel eens iemand bij met wie ik niet kon opschieten. Ik kan niet uitleggen hoe dat komt. Je bent blij als zo iemand een vroege dienst heeft want dan zie je hem alleen bij het eten. Met een late dienst zie je elkaar de hele avond en als je niet met elkaar kunt opschieten is dat niet leuk. Ik was altijd blij als zo iemand weer vrije dagen had. Soms ging het om mensen die mij niet begrepen, die vonden mij bijvoorbeeld een zeurpiet. Ik zou het leuk vinden om mijn eigen zorgcoördinator te mogen kiezen. Ik ben niet ontevreden hoor, maar het gaat om het idee. Mensen zouden hun eigen zorgcoördinator moeten kunnen kiezen.

Vergelijk het verhaal van Ab met jezelf. Je moet er toch niet aan denken dat anderen voor jou beslissen met wie jij je dagelijkse leven moet delen? Gelukkig kunnen we dat zelf bepalen. Het zou vanzelfsprekend moeten zijn dat mensen die ondersteuning nodig hebben, mee kunnen beslissen over wie hun huisgenoten zijn. Als dat in jouw omgeving niet het geval is, kom dan in actie. Zeker wanneer jouw organisatie zegt dat keuzevrijheid en eigen regie belangrijke thema's zijn. Het minste wat je kunt doen is het bespreekbaar maken.

Hetzelfde geldt voor ondersteuning. Wanneer we ergens hulp bij nodig hebben, dan willen we zelf bepalen wie we daarvoor inschakelen. Bij mensen die ondersteuning nodig hebben, is dat net zo. Deelname aan sollicitatiecommissies is dan ook voor de hand liggend. Dat kost uiteraard wel de nodige voorbereiding, want voor spek en bonen deelnemen is uiteraard niet de bedoeling. Maak een actieplan, waarin je begint met jezelf de volgende vragen te stellen:

- Waaraan moet voldaan zijn om volwaardig deel te kunnen nemen?
- Wat staat dat eventueel in de weg?
- Wat kan ik doen om dat weg te nemen?
- Wie of wat heb ik daarbij nodig?
- Welke communicatieve hulpmiddelen staan me ter beschikking?
- Welke ondersteuning zou ikzelf of iemand anders kunnen geven?
- Waar heeft men ervaring hiermee en waar kan ik advies inwinnen?

Leg je er niet bij neer als het in eerste instantie niet goed lukt. Het gaat immers om een heel basaal recht: zelf meebepalen met wie je dagelijks omgaat. Een recht dat niemand onthouden mag worden.

Parttime

Sonja en haar broer nemen deel aan een vergadering op het dagcentrum. Sonja zal daar gaan werken als ze verhuisd is naar haar nieuwe appartement. Daar heeft ze heel veel zin in, want dan hoeft ze niet meer in zo'n grote groep te wonen. Alleen jammer dat ze haar huidige baan niet kan behouden. Maar ja, die is te ver weg van haar nieuwe woning.

Sonja is wel een beetje verbaasd dat er drie activiteitenbegeleiders bij de vergadering aanwezig zijn. 'Ja,' lacht het hoofd van het dagcentrum, 'daar zul je wel een beetje aan moeten wennen. De meeste mensen werken hier parttime. Maar dat went snel genoeg hoor.'

In de vergadering legt het hoofd van het dagcentrum uit dat men Sonja eerst wil leren kennen. Ze start in een groep waar nu plaats is. Dat wil natuurlijk helemaal niet zeggen dat ze daar altijd moet blijven. Ze kunnen dan eerst eens zien wat Sonja allemaal kan en dan kunnen ze later kijken naar een echt geschikte baan. 'Zo gaat het bij iedereen hoor. Ook begeleiders weten niet altijd vooraf in welke groep ze het beste passen, dan proberen we het gewoon uit', vertelt het hoofd. 'We willen je eerst goed leren kennen, dat is voor ons belangrijk, want het gaat hier tenslotte om jou. Wij moeten ons best doen jou de baan te bezorgen die jij graag wilt hebben, daar zijn we voor', vult een van de activiteitenbegeleiders aan.

Na enig nadenken stemt Sonja toe. 'Maar dan alleen voor halve dagen hoor,' zegt ze, 'dan kan ik ook eerst een beetje wennen.' 'Dat zal helaas niet gaan,' reageert het hoofd, 'iedereen werkt hier hele dagen.' Sonja kijkt teleurgesteld en wil zich er al bij neerleggen als haar broer opeens zegt: 'Dan heb ik je zeker net verkeerd verstaan, toen je zei dat de meeste mensen hier parttime werken, of wil je soms zeggen dat mijn zus niet bij de meeste mensen hoort?'

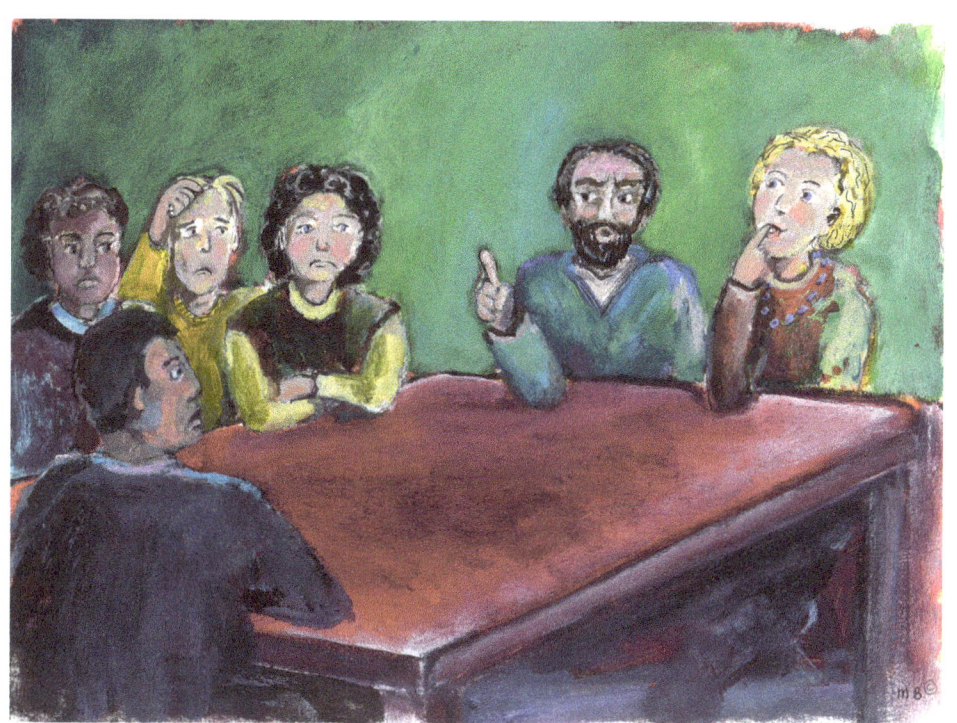

Respect

4

Over het begrip 'respect' is de laatste jaren veel gezegd en geschreven. Het wordt te pas en te onpas gebruikt en dreigt daardoor iets van zijn betekenis te verliezen. Gelukkig zijn er wel enige praktische handvatten beschikbaar die er inhoud aan geven, gekoppeld aan een op respect gebaseerde ondersteuningshouding. Respect zegt veel over hoe je met de ander omgaat en gaat dus ook over bejegening.
Al een hele tijd geleden zette de Vereniging Gehandicaptenzorg Nederland (VGN) op een rijtje waaraan je respectvolle bejegening kunt herkennen. Dat overzicht is nog steeds actueel, want het is niet gebonden aan een bepaalde methodiek of theoretische opvatting. We hebben in de zorgsector de neiging steeds nieuwe methodieken te bedenken. Als je goed rondkijkt, blijkt er al heel veel te zijn waar je houvast aan kunt ontlenen. Zo kun je onderstaande uitspraken over respectvolle bejegening heel goed gebruiken om de mate van respect voor de mensen aan wie je ondersteuning geeft te toetsen.

Respectvolle bejegening betekent dat ik:
- menselijke waardigheid uitgangspunt laat zijn van mijn ondersteuning;
- het belang van de mensen die ik ondersteun vooropstel;
- aandacht schenk aan ieder individu en me inspan hem te begrijpen;
- rekening houd met de gevoelens van de ander;
- het recht op vrijheid, zelfbeschikking en de eigen levensinvulling honoreer;
- de privacy van de ander respecteer en zorgvuldig omga met zijn persoonlijke bezittingen;
- terughoudend ben in het opleggen van regels, beperkingen, geboden en verboden;
- de ontwikkeling en maatschappelijke participatie van de mensen die ik ondersteun bevorder;

- de betrokkenheid van ouders, verwanten en/of wettelijke vertegenwoordigers erken en dat ik hen betrek bij de zorg;
- gepaste maatregelen neem wanneer de respectvolle omgang met de ander in gevaar is.

Je ziet dat de verschillende aspecten van kwaliteit van bestaan in de diverse uitspraken terugkeren. Maak dit rijtje voor jezelf (of samen met collega's) concreet door bij elke uitspraak een praktijkvoorbeeld te geven waaruit blijkt dat de uitspraak klopt. Of als je er kritischer mee om wilt gaan door een voorbeeld te geven waaruit blijkt dat de uitspraak niet van toepassing is. Zoals een praktijksituatie waarin de vrijheid van iemand ernstig werd beknot. Vraag je daarbij af wat de motieven van de omgeving daarbij zijn geweest, wat de effecten voor de desbetreffende persoon waren, hoe het komt dat in dit geval de basisregels blijkbaar niet van toepassing waren en welke alternatieven er zijn om het anders te doen. Leg je in ieder geval nooit zomaar neer bij het overschrijden van bovenstaande regels. De mensen aan wie jij ondersteuning geeft, hebben er recht op dat jij voor hun belangen opkomt!

Taalgebruik

Respect voor de ander blijkt ook uit ons woordgebruik. In de dienstverlening aan mensen met een verstandelijke beperking is het redelijk gebruikelijk om te spreken over 'hoog niveau' en 'laag niveau'. In onze taal drukken die twee begrippen een zekere hiërarchie uit. Hoog is beter dan laag. Er zit dus iets beoordelends in.
Hoe zouden medewerkers in de gezondheidszorg het vinden wanneer op het rooster stond dat er vandaag iemand van laag niveau werkt, omdat hij of zij weinig opleidingsachtergrond heeft? Of wanneer cursusgroepen waaraan ze deelnemen worden aangeduid met laagniveaugroepen en hoogniveaugroepen, afhankelijk van het opleidingsniveau of de functie?
Met ons taalgebruik drukken we uit hoe we iets zien, hoe we de ander zien. Zo wordt door veel ondersteuners de bezitsvorm gebruikt: mijn groep, onze cliënten. Die bezitsvorm kan een indicatie zijn voor een diepgewortelde beroepshouding. Een beroepshouding die gebaseerd is op 'zorgen voor de ander' en 'denken voor de ander'. En dat wil doorgaans zeggen: 'wij weten wat goed voor u is, dat bepalen wij voor u, voor uw eigen bestwil'.

Denk er eens over na of je het ook anders kunt zeggen. Met minder generaliserende, beoordelende of negatief aandoende termen.

Kijk bijvoorbeeld eens goed naar het woord cliëntenparticipatie. Een vreemd begrip eigenlijk. We drukken daarmee uit dat het onze bedoeling is mensen die we ondersteunen zo veel mogelijk te laten participeren in de dienstverlening zoals wij die voor hen hebben ontworpen. Doch met het begrip cliëntenparticipatie drukken we ook uit dat wij het zijn die hen laten participeren. Als je er goed over nadenkt, zijn wij in feite toch degenen die participeren in het leven van de ander? Is het niet onze bedoeling dat die persoon zo veel mogelijk zelf de regie in handen heeft? Wij lopen daarbij een stukje mee en ondersteunen daar waar de betrokkene dat zelf gewenst acht. Of daar waar we dat vanuit onze dienstverleningsrol absoluut noodzakelijk vinden.

In dat laatste zit ook meteen het gevaar. Want hoe stel je nu vast wat goed is voor een ander? Simpel, zullen de critici zeggen, daar zijn wij toch de professionals voor. Iemand met een zeer ernstige verstandelijke beperking, iemand met dementie of iemand in een psychose, die kun je toch niet zelf laten bepalen hoe hij zijn leven wil invullen? Dan lopen we onaanvaardbare risico's. Daar hebben de critici ten dele gelijk in. Die risico's tot een aanvaardbaar minimum beperken, daar staan we voor. Maar is dat hetzelfde als alle risico's uitsluiten? Alle mogelijke mislukkingen al voorzien en er dan bij voorbaat maar niet aan beginnen? Vooraf inschatten dat men frustraties of teleurstellingen zou kunnen oplopen en dat ook scharen onder 'onaanvaardbare risico's'?

Wijzelf mogen allerlei keuzes maken: vrienden met wie we omgaan, opleidingen die we volgen, relaties die we aangaan, aankopen die we doen, etcetera. En de praktijk wijst uit: dat zijn niet altijd de juiste keuzes. Maar door ervaringen leren we en worden we (hopelijk) wijzer. Wie zijn wij dan om anderen het recht op die ervaringen te ontnemen? Ruimte bieden voor het opdoen van ervaring en zelf ontdekken, is ook een vorm van respect.

Blijf vragen stellen

Professionele ondersteuners herken je aan de manier waarop ze met anderen omgaan. Ze voldoen aan een aantal kenmerken. Die zou je kunnen vertalen naar uitspraken zoals weergegeven in kader 4.1 die ze over zichzelf doen.

> **Kader 4.1 Kenmerkende uitspraken van professionele ondersteuners over zichzelf**
> - Ik kan mij verplaatsen in (de situatie en belevingswereld van) mensen die ik ondersteun. Dat wil zeggen dat ik goed kan 'kijken', 'luisteren' en 'afstemmen'.
> - Ik heb een goed evenwicht gevonden tussen 'professionele distantie' en persoonlijke betrokkenheid. Dat wil zeggen: ik kan 'geven' en 'afstand houden'.
> - Ik verdiep mij in de levensgeschiedenis van de mensen aan wie ik ondersteuning geef en baseer daarop mede mijn stijl van ondersteunen.
> - Ik voel mij verantwoordelijk voor het belang van de mensen die ik ondersteun en weet dat in evenwicht te brengen met het belang van de groep, de organisatie en mijn eigen belang.
> - Ik ben kritisch in samenwerking: ik spreek collega's aan op hun beroepshouding en accepteer feedback.
> - Ik accepteer de ander, maar kan ook mijn grenzen aangeven, zonder de ander af te wijzen.

Niemand is perfect. Dus ook professionals in zorg- en dienstverlening niet. Sommige van de uitspraken in kader 4.1 zullen jou helemaal typeren, andere slaan wellicht minder op jou, bijvoorbeeld omdat je daar minder vaardig in bent.
Neem de uitspraken kritisch door, bij voorkeur samen met iemand die jou goed kent, eerlijk en kritisch tegen je durft te zijn en feedback kan geven waar je wat van kunt leren. Stel vast waarop je nog iets te ontwikkelen hebt, maak dat een speerpunt voor de komende tijd en vraag feedback aan anderen hoe zij jou op dat punt ervaren. Zo bouw je doorlopend aan het verder aanscherpen van je professionaliteit.

Een kenmerk van professionaliteit is ook dat je jezelf voortdurend vragen blijft stellen over de ondersteuning die je geeft. Niet vanuit onzekerheid, maar vanuit zorgvuldigheid. Want: dienstverlening kan altijd nog beter. Met zo'n vragende houding laat je zien dat je werkelijk respect hebt voor de mensen aan wie je ondersteuning geeft.

In het navolgende kader staan uitspraken die jij en je collega's zouden kunnen bespreken, bijvoorbeeld tijdens teambesprekingen waarin de kwaliteit van de dienstverlening centraal staat. Je kunt ze uiteraard aanvullen met eigen vragen die passen bij jouw werksituatie. Maak een kopie van de uitspraken/vragen. Knip ze uit zodat losse strookjes ontstaan. Die stop je in een enveloppe. Tijdens een themabespreking laat je de enveloppe rondgaan. Om beurten pakt een deelnemer aan de bespreking er een strookje uit en geeft zijn of haar mening over de stelling/vraag die op het strookje staat.

Bij het inwerken van nieuwe collega's, bij beoordelingen, bij functioneringsgesprekken of bij collegiale toetsing kunnen zulke vragen helpen om je weer extra bewust te worden van hoe belangrijk jouw eigen gedrag is in het realiseren van de visie op ondersteuning.

> Als je om je heen kijkt en ziet hoe er met mensen die ondersteuning nodig hebben wordt omgegaan, zou jij dan, qua bejegening, met hen willen ruilen? Waarom wel of niet?

> Voelen de mensen aan wie jij ondersteuning geeft zich door jou begrepen?
> Hoe stel je dat vast?

> Voel jij je door de mensen die jij ondersteunt begrepen?
> Waaruit blijkt dat?

> Wat je ook doet, de relatie met mensen die jouw ondersteuning nodig hebben, blijft ongelijkwaardig; jij bent altijd in de positie van de 'machtige' en de ander altijd in de positie van de 'afhankelijke'. Hoe denk jij over deze uitspraak? Wat onderneem jij concreet om de verhoudingen zo gelijkwaardig mogelijk te maken?

> Hoe groot is de privacy van de mensen die ondersteund worden? Wat kun je concreet ondernemen om die groter te maken?

> Vaak is er een spanningsveld tussen wat een individu wil en de regels zoals we die met elkaar hebben afgesproken (in het belang van de ander). Waar neig jij naar als het gaat om keuzes maken? Noem eens wat voorbeelden.

> De cliënt staat centraal. Zijn of haar behoeften bepalen de zorg die geboden wordt. Is dat echt zo? Uit welke dagelijkse gang van zaken blijkt dat? En wanneer lijkt dat niet het geval te zijn? Wat zijn daar de oorzaken van en wat kun jij daaraan doen?

Gewoon naar de wc

Annemieke is nieuw op het dagcentrum.
Vroeger, toen ze nog bij haar ouders woonde, ging ze naar een werkplaats in de buurt.
Haar moeder is inmiddels overleden en haar vader is te oud om alleen voor haar te zorgen.
Nu woont ze in een grote instelling en gaat daar naar het dagcentrum.
Het is haar eerste dag en ze weet nog niet precies waar alles is.
In de loop van de ochtend moet ze naar het toilet.
Ze gaat op zoek en komt in de gang een deur tegen waar met grote letters WC op staat.
En er staat een plaatje van een vrouw bij.
'Dat moet dus het damestoilet zijn', denkt Annemieke.
Ze ziet dat er niemand op zit, want het schuifje staat op wit.
Ze weet dat een toilet bezet is als het schuifje op rood staat.
Toch krijgt ze de deur niet open, wat ze ook probeert.
Ze gaat terug naar haar afdeling en zegt tegen Francien, haar begeleidster: 'De deur van het toilet is stuk want hij gaat niet open.'
Francien loopt met haar mee.
Bij het toilet aangekomen, lacht Francien en zegt: 'Oh, maar dat is een personeelstoilet. Daar zit een extra slotje op. Dit toilet is niet voor jullie.'
En ze wijst Annemieke waar ze dan wel moet zijn.
Het zit Annemieke toch niet helemaal lekker.
Wanneer ze terug is op de afdeling vraagt ze aan Francien: 'Waarom hebben de begeleiders een eigen toilet?'
'Nou,' zegt Francien, 'je hebt gezien hoeveel deelnemers hier overdag komen. De toiletten worden dus heel veel gebruikt en niet iedereen is daar even netjes mee. In de loop van de dag wordt het soms behoorlijk smerig. Je snapt dat de begeleiders daar natuurlijk niet op gaan zitten.'
Maar Annemieke snapt er echt helemaal niets van.
Ze denkt alleen maar: 'En ik wel?'

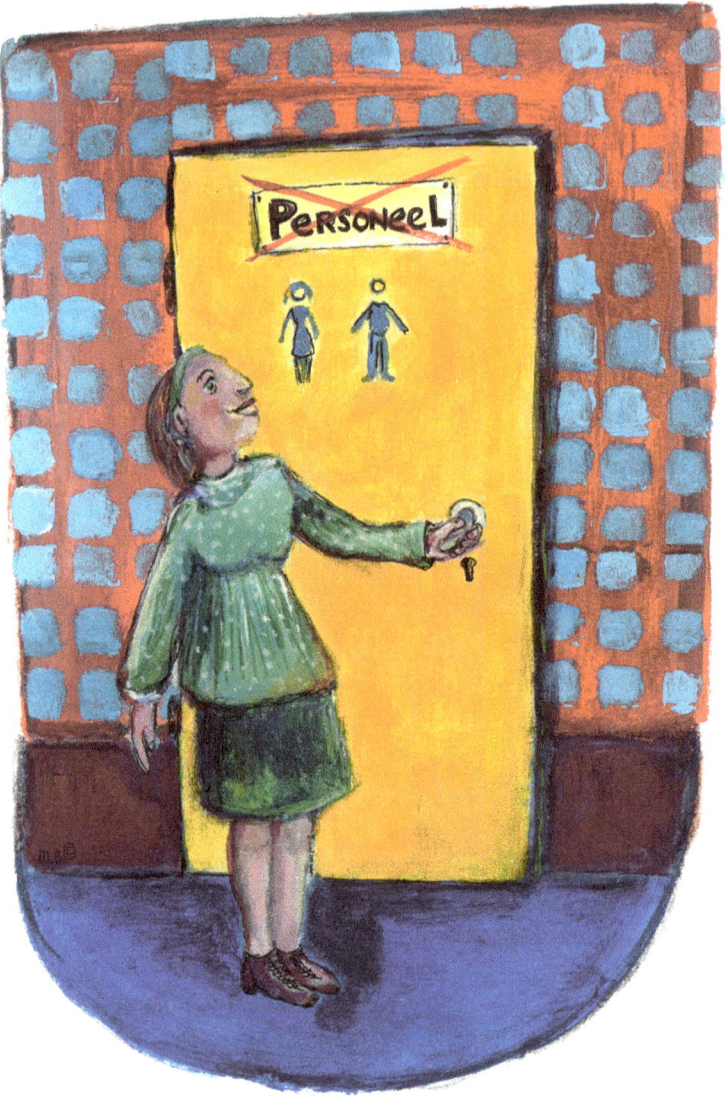

5 Veiligheid

In het vorige hoofdstuk kwam veiligheid al aan de orde. Het ging daarbij vooral om de verantwoordelijkheid die jij voelt voor de veiligheid van degene aan wie je ondersteuning geeft. Natuurlijk moet je geen onnodige risico's nemen. Maar wat zijn dat, onnodige risico's? Als jouw bescherming resulteert in betutteling, in alles voorkomen zodat de ander geen enkel risico meer loopt, maar daardoor eigenlijk niets meer meemaakt, gaat die bescherming dan niet veel te ver? Sta je dan als ondersteuner het normale leven, waarin we nu eenmaal allemaal een zeker risico lopen, niet in de weg? En is er voor die ander dan nog wel sprake van regievoering over zijn of haar eigen leven?

De dialoog is het beste middel om een goed evenwicht te vinden tussen ondersteuning bij regievoering en jouw verantwoordelijkheidsgevoel voor de veiligheid van de ander. Ga erover in gesprek. In eerste instantie natuurlijk met de betrokkene zelf. Maar als dat om wat voor reden dan ook moeilijk is, ga dan (ook) in gesprek met mensen uit zijn of haar omgeving. En vorm je zo een goed beeld van wat de ander wil en aankan en waar jouw verantwoordelijkheid als ondersteuner begint en ophoudt. De essentie is dat de ander zich gehoord voelt en begrijpt wat jouw overwegingen zijn. Communicatie is de sleutel.

> **Kader 5.1 Onbekende taal**
> Stel je eens voor: je bent op een congres waar iedereen een jouw onbekende taal spreekt. Je ziet dat de deelnemers regelmatig naar jou kijken, opmerkingen maken, naar je wijzen en lachen. Hoe zou jij je voelen? Waarschijnlijk erg onveilig. Zeker wanneer men op je afstapt, je in die voor jouw onbekende taal toespreekt, je bij je arm pakt en meeneemt. Waarheen? Waarom? Niet verwonderlijk dat je dan in paniek raakt. En ook niet verwonderlijk dat je je verzet.

Je veilig voelen heeft alles met communicatie te maken. Begrijpen en begrepen worden, zijn daarin de centrale begrippen. Gedrag dat wij niet goed begrijpen of lastig vinden, heeft vaak met veiligheidsbeleving te maken. Want wanneer je je niet begrepen of bedreigd voelt, of zelf niet begrijpt wat er met jou of jouw omgeving gebeurt, dan is een van de mogelijkheden: verzet plegen. En dat kan in de vorm van verbale of fysieke agressie.

Veiligheid bied je ook door jouw houding als ondersteuner. Wees je ervan bewust dat mensen in afhankelijke posities hun zekerheid vaak ontlenen aan de houding van hun ondersteuners. Wanneer die glashelder zijn, hebben zij daar houvast aan. Wanneer iemand onzeker is (en daar kunnen natuurlijk allerlei redenen voor zijn), dan is hij gebaat bij een ondersteuner die betrouwbaar overkomt. Sommige mensen hebben het nodig dat je voorspelbaar bent. Of dat je heel consequent bent. Daar ontlenen zij hun zekerheid en dus hun gevoel van veiligheid aan. Wees je dus continu bewust van wat jouw houding teweeg kan brengen. Die kan het verschil maken.

Rituelen

We hebben allemaal onze vaste gewoonten. Vaak omdat we het nou eenmaal zo gewend zijn. Maar ook om ons prettig te voelen. Want ga bij jezelf maar na: als jij gewend bent om op een bepaalde manier je dag te beginnen, dan is het heel vervelend als jouw vaste patroon doorbroken wordt.
De oefening in kader 5.2 helpt je om je goed voor te kunnen stellen hoe het is als anderen jouw patronen bepalen. Zeker bij de start van de dag, want dat werkt de hele dag door op je stemming.

> **Kader 5.2 Oefening ter herkenning van de eigen patronen**
> - Noteer heel gedetailleerd wat je allemaal doet en in welke volgorde tussen opstaan en naar je werk gaan.
> - Stel vast wat voor jou daarin de drie belangrijkste elementen zijn, die je niet kunt missen om je dag goed te beginnen.
> - Haal vervolgens die drie belangrijkste elementen uit je ochtendpatroon.
> - Laat ze de volgende dag ook daadwerkelijk uit je ochtendritueel weg.

Variant
- Doe de oefening gelijktijdig met anderen.
- Wissel de beschrijvingen uit.
- Begin je volgende dag volgens het patroon van iemand anders.
- Je kunt ook iemand vragen de leiding te nemen en voor de deelnemers andere ochtendpatronen te bedenken.

Alleen al je voorstellen dat je jouw dag niet meer mag beginnen op de wijze waarop jij dat graag wilt, geeft vaak al een vervelend gevoel. Laat dat je er niet van weerhouden om het echt een keer uit te proberen. Realiseer je daarbij dat dit vele mensen elke dag overkomt.

Wanneer je de oefening in kader 5.2 hebt gedaan doe je het volgende:
- Zoek voor een paar mensen aan wie je ondersteuning geeft uit hoe zijzelf hun dag het liefste zouden willen starten. Dat kun je aan henzelf vragen, maar ook aan mensen die hen goed kennen, bij voorkeur in andere situaties.
- Vergelijk hun voorkeur met de werkelijkheid.
- Stel vast of in voldoende mate aan hun behoeften wordt voldaan.
- Is dat niet het geval, bekijk dan wat dat in de weg staat.
- Onderneem vervolgens actie om de blokkades weg te nemen, zodat wel aan de persoonlijke behoeften kan worden voldaan.

Wees alert op tegenwerpingen als 'dat werkt niet', 'als iedereen zijn eigen gang gaat, wordt het een rommeltje', 'er zijn nu eenmaal algemene regels', 'als we daar aan toegeven, loopt het hele programma in de soep' etcetera. Zijn dat reële bezwaren? Of zijn die ingegeven vanuit een beheersgedachte, vanuit de organisatie of vanuit jouw eigen opvattingen in plaats van vanuit de behoeften van degenen waar het om draait?

Afstemmen

Het is uiteraard de kunst om je als ondersteuner in je manier van communiceren op de ander af te stemmen. Om dat te kunnen, moet je je enigszins kunnen verplaatsen in zijn of haar belevingswereld. Dat lukt nooit helemaal, maar een aantal van de oefeningen die je in dit boek tegenkomt, helpen je daar wel bij. Een manier om die afstemming te bevorderen, is na te gaan hoe de ander de werkelijkheid beleeft. Dat is vaak heel anders dan hoe jij die beleeft.

LICHAAMSGEBONDEN AFSTEMMEN

Mensen met een zeer ernstige verstandelijke beperking of mensen in een vergevorderd stadium van dementie ervaren hun wereld op een heel primaire manier. Je zou kunnen zeggen dat die overeenkomt met hoe wij allemaal begonnen zijn in onze ontwikkeling: op een lichaamsgebonden manier. De omgeving wordt vooral via het eigen lichaam ervaren. Andere mensen zijn er alleen als je ze kunt zien, horen of voelen. Wanneer dat niet het geval is, bestaan ze in feite niet meer. En dan kan de paniek toeslaan, want je bent helemaal alleen. 'Ik ben even weg' of 'Ik kom zo weer terug' heeft geen enkele betekenis. Termen als 'even' en 'zo' zijn enorm abstract; daar kan iemand die zekerheid en duidelijkheid zoekt niets aan ontlenen. Steker nog: de betekenis is voor mensen die alles vooral lichaamsgebonden beleven volstrekt onduidelijk. Zekerheid en welbevinden ontlenen zij veel meer aan je aanwezigheid. En aan de manier waarop je aanwezig bent: zichtbaarheid, oogcontact, lichamelijk contact en intonatie – gesproken taal heeft inhoudelijk geen betekenis, maar de toon ervan komt wel degelijk over (zie kader 5.3).

> Kader 5.3 Belangrijke kenmerken van lichaamsgebonden beleven
> - lichamelijk en zintuiglijk beleven
> - verkenning van de omgeving via het eigen lichaam
> - communicatie via lichaamstaal, klanken, intonatie
> - herkenning door herhaling, regelmaat

Wanneer jij je als ondersteuner doorlopend bewust bent van de communicatieve behoeften van deze mensen, dan bouw je actief aan hun veiligheidsbeleving. Een heel andere vorm van veiligheid is de bescherming die je hun biedt. Zij vragen jou in feite om ervoor te zorgen dat ze geen gevaar lopen. Lichaamsgebonden beleven wil soms ook zeggen dat iemand geen maat kan houden met eten of geen gevaar ziet. Onderdeel van de ondersteuning is dan voorkomen van situaties waarin de ander zichzelf schade zou kunnen berokkenen.

En daarin zit meteen ook het grootste dilemma als we het hebben over zelfbeschikkingsrecht. Bij deze ondersteuning lijk je soms dwars tegen de wil van de betrokkene in te gaan. Die wil bijvoorbeeld alles wat hij ziet opeten, terwijl jij dat probeert te voorkomen. Juist omdat je op dat soort basale gebieden veel van de ander moet overnemen, bestaat het gevaar dat je alles voor die persoon gaat beslissen, vanuit jouw eigen idee van wat goed voor de ander is.

Sommige begeleiders van mensen met een zeer ernstige verstandelijke beperking zeggen dat zaken als regievoering en zelf keuzes maken voor deze mensen niet opgaan. Het lijkt soms of zij geen keuzes maken omdat ze dat niet op dezelfde manier doen als wij dat doen. Het is de kunst te ontdekken hoe iemand zijn of haar keuzes kenbaar maakt. Dialoog met anderen die de betrokken persoon goed kennen is daarbij essentieel. Want het gevaar van geheel eigen interpretaties van wat iemand nodig heeft of duidelijk wil maken met gedrag, ligt hierbij doorlopend op de loer. Op jou als ondersteuner wordt een zeer sterk beroep gedaan je voortdurend bewust te zijn van de invloed van je eigen opvattingen of hoe jij de dingen waarneemt en interpreteert.

Wanneer iemand zijn eten uitspuugt, dan kun je dat interpreteren als lastig, dwars of uitproberen. Je kunt het ook zien als: 'ik hou niet van spinazie'. Misschien is uitspugen van eten wel de enige manier van die persoon om aan jou de eigen voorkeur kenbaar te maken. Wanneer je gaat zoeken naar de bedoeling achter gedrag ontdek je soms een heel andere betekenis dan je er aanvankelijk aan gaf. Of dan anderen er aanvankelijk aan gaven.

Wanneer jij ontvankelijk bent voor de betekenis achter het gedrag, zal de betrokkene zich begrepen voelen. Een belangrijke voorwaarde voor veiligheidsbeleving. Door je ontdekkingen met anderen te delen en vast te leggen, zorg je ervoor dat ook zij de persoon in kwestie beter gaan begrijpen en de nodige veiligheid kunnen bieden.

ASSOCIATIEF AFSTEMMEN

Veel mensen die ondersteuning nodig hebben, blijken behoefte te hebben aan voorspelbaarheid. Daar ontlenen zij zekerheid aan. De meeste mensen vinden het prettig om te weten wat hun op het volgende moment te wachten staat. Bepaalde mensen, zoals degenen met een ernstige tot matige verstandelijke beperking, hebben die behoefte in sterke mate. Zij beleven hun wereld associatief (zie kader 5.4). Dat wil zeggen dat ze het nodig hebben om verbanden te kunnen leggen om hun wereld begrijpelijk te maken. Ondersteuning is er vooral op gericht die duidelijkheid te geven. Daardoor ontstaat een logische reeks: duidelijkheid = zekerheid = veiligheid = welbevinden.

Kader 5.4 Kenmerken van associatief beleven
- vaste patronen en voorspelbaarheid
- begrip voor oorzaak en gevolg op basis van terugkerende ervaringen
- het zien van middel-doelrelaties ('dit heb ik nodig om dat te bereiken')
- repeterende handelingen om zichzelf zekerheid/veiligheid te verschaffen

Behoefte aan vastigheid en voorspelbaarheid wordt nogal eens verward met dwangmatigheid. Zeker wanneer iemand daar veel tijd bij nodig heeft. Overgangen van de ene naar de andere situatie maken wij vaak ongemerkt, maar mensen die hun omgeving vooral associatief beleven hebben daar vaak meer tijd voor nodig. Jouw tempo moet je daarop afstemmen. Neem je die tijd niet en sla je geen acht op de in kader 5.4 beschreven basale behoeften, dan schaad je in feite de veiligheidsbeleving van de ander.

DIALOGISCH AFSTEMMEN
Mensen die je ondersteunt en met wie je in gesprek kunt gaan en die je zelf naar hun beleving, ervaring of opvatting kunt vragen, zijn je eerste en belangrijkste gesprekspartner. De dialoog met hen is de basis van je handelen. En dialoog wil zeggen: tweerichtingsverkeer. Niet alleen geïnformeerd, maar ook gehoord worden. Ervaren dat jouw mening ertoe doet. Vraag je bij elk(e) gesprek of vergadering 'over' mensen aan wie je ondersteuning geeft af of je dat gesprek niet veel beter 'met' henzelf zou kunnen voeren. Praten *met* is in alle opzichten veel effectiever en vooral respectvoller dan praten *over*!

Wie gaat eruit?

Lees kader 5.5 (Negatieve reactie) en bespreek het met je collega's. Met enkele kleine aanpassingen is de casus ook geschikt te maken voor andere werksituaties of werkvelden.
- Noteer na lezing individueel je eerste reactie.
- Zet op een rijtje wat jouw argumenten zijn om tot een keuze te komen.
- Wissel de gemaakte keuzen uit en inventariseer de argumenten.
- Bespreek ze, mede aan de hand van de thema's die in dit boek aan de orde komen.

Een aardige besprekingsvorm is ook: maak je keuze, verplaats je vervolgens in het tegendeel en bedenk daar alle mogelijke argumenten bij. Op die manier dwing je jezelf om vanuit een ander perspectief naar de casus te kijken en je oorspronkelijke argumenten kritisch onder te loep te nemen.

Kader 5.5 Negatieve reactie

Stel je voor: je werkt in de dagbesteding voor mensen met een zeer ernstige verstandelijke beperking.

De mensen in de activiteitengroep waar je werkt reageren heel goed op je, je hebt een prima band met ze. Je kunt ook goed overweg met de familie, die jou regelmatig complimenten geeft voor de speciale band die jij met hun verwanten hebt. Met je directe collega's en met je collega's van de woonvoorzieningen kun je het ook heel goed vinden. Je zit dus in feite op een perfecte plek.

Er is echter één probleem. Er is één man in de groep die negatief op je reageert, al vanaf het moment dat je daar bent komen werken, ongeveer een half jaar geleden. Als je hem benadert, wijst hij je af; hij heeft een zeer negatieve reactie op je. Zodra jij in de buurt bent, zie je zijn stemming achteruitgaan. Hij mag je dus blijkbaar niet. Je hebt van alles geprobeerd, je collega's laten observeren, gesprekken met de woonbegeleiders gevoerd, je houding aangepast etcetera. Maar er kwam geen verandering in zijn reactie op jou.

Je hebt er op advies van je afdelingshoofd met de agoog over gesproken en die heeft ook geobserveerd. Maar ook daar is niets uit voortgekomen. De agoog heeft ook nog het dossier doorgenomen, maar is geen enkel aanknopingspunt tegengekomen. Zij denkt nu dat jij deze cliënt aan iemand anders doet denken waar hij negatieve ervaringen mee heeft. Dat valt niet te achterhalen, want er is weinig over zijn verleden bekend en contact met zijn familie is er niet. Uit de rapportage blijkt wel dat hij ooit met problemen uit huis is gegaan, maar wat dat precies geweest is weet niemand.

De vraag is nu: wie gaat eruit? En als de betrokkene niet zelf kan beslissen, verplaats je dan in de positie van de leidinggevende: wie wordt er overgeplaatst?

Goed bedoeld

Rianne zet Ricardo met zijn rolstoel midden in de snoezelruimte.
Het is een grote zaal met veel bewegingsruimte voor de cliënten.
Langs de wanden staan allerlei materialen, zitzakken, een luchtbed en een ballenbad.
Ricardo heeft een zeer ernstige verstandelijke beperking en ziet heel erg slecht.
Hij moet het in de snoezelruimte dus vooral van zijn gehoor hebben.
De ruimte is sfeervol verlicht, met hier en daar een gekleurd lampje.
Dat geeft een heel mooi effect.
Op de achtergrond staat zachtjes muziek aan.
Door in het midden van de zaal te zitten, pikt hij het beste de muziek op, is de redenatie van Rianne.
En dan zit hij ook een beetje bij de anderen vandaan.
Dat is goed voor de rust van Ricardo, want hij loopt nogal eens klappen van andere cliënten op.
Maar Ricardo reageert niet echt op de muziek.
Geen wonder, denkt Rianne, de muziek komt nauwelijks boven alle geluiden, die de groepsgenoten van Riacardo maken, uit.
Ze zet de geluidsinstallatie flink harder.
Ze ziet Ricardo nu met z'n hoofd bewegen, maar heeft niet de indruk dat hij erg geniet.
Na een tijdje op afstand naar hem gekeken te hebben, loopt ze op hem af.
Ze legt haar arm om zijn schouder en direct schiet hij omhoog in zijn rolstoel.
Doe toch niet zo gespannen, probeer je eens te ontspannen, zegt Rianne.
Zo kun je toch nooit van het sfeertje genieten.

Ricardo zit in het duister.
Hij weet niet goed waar hij is, want hij kan zijn omgeving niet onderscheiden.
Van alle kanten komen er geluiden op hem af.
Hij voelt zich er niet echt prettig bij.
Opeens hoort hij muziek, harde muziek.
De muziek komt nu boven alle andere geluiden uit.

Door met zijn hoofd te draaien, probeert hij de andere geluiden toch nog een beetje op te vangen, zodat hij weet wat er in zijn omgeving gebeurt.
Opeens, heel onverwachts, voelt hij iets tegen zich aankomen en hij schrikt zich rot.
Hij hoort de stem van Rianne.
Maar hij heeft haar helemaal niet aan zien komen.
Omdat hij zo slecht ziet, is dat ook moeilijk voor hem.
Daarom let hij altijd heel goed op alle geluiden om hem heen.
Hij voelde zich al niet zo prettig, maar nu wil hij het liefste weg, terug naar zijn vertrouwde omgeving.

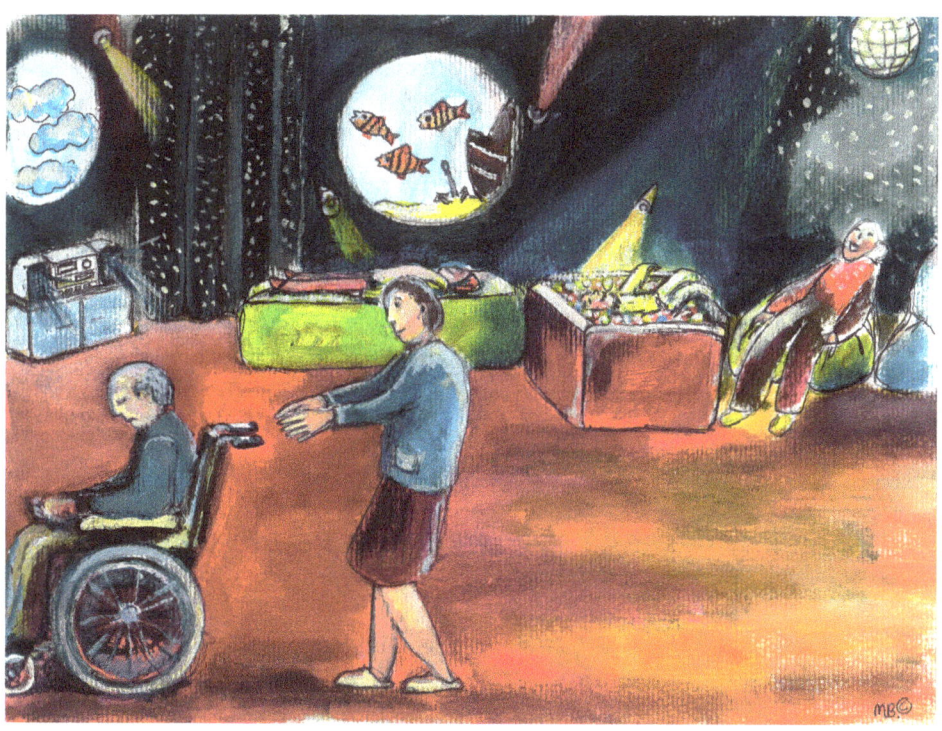

Ontwikkelen 6

Ontwikkelen hangt sterk samen met de andere thema's die in dit boek behandeld worden. Om regie over je eigen leven te kunnen voeren, moet je over een aantal vaardigheden beschikken. Je moet bijvoorbeeld kenbaar kunnen maken wat je wilt, keuzes kunnen maken en je afkeuring (dat wat je niet wilt) over iets kunnen laten zien. Die vaardigheden heeft niet iedereen in dezelfde mate. Sommigen hebben ook niet de gelegenheid gehad die vaardigheden te ontwikkelen. De ander in staat stellen zijn eigen vaardigheden te ontdekken en te benutten, is een belangrijke opdracht voor ondersteuners. Zeker bij het ondersteunen van mensen die op eigen initiatief niet veel van hun vaardigheden (kunnen) laten zien. Omdat hun beperkingen dat in de weg staan of omdat ze gewend zijn een afhankelijk leven te leiden, waarin anderen beslissingen voor hen nemen.

Om de ander te kunnen helpen bij het ontdekken en ontwikkelen van vaardigheden moet je beschikken over de kenmerken zoals beschreven in kader 6.1.

> **Kader 6.1 Eigenschappen waarover je moet beschikken om anderen te helpen bij het ontwikkelen en benutten van hun vaardigheden**
> - Je begrijpt de mensen aan wie je ondersteuning geeft, juist als deze niet op een verbale manier kenbaar kunnen maken wat zij wel of niet willen.
> - Je zorgt voor echte en passende keuzemogelijkheden.
> - Je geeft ondersteuning bij het omgaan met de consequenties van die keuzes, inclusief het voorkomen van ongewenste consequenties (veiligheid).
> - Je stimuleert, herkent en ondersteunt het nemen van initiatieven.
> - Je bent je ervan bewust dat iedereen op zijn eigen manier leert en sluit in je ondersteuning aan bij de leerstijl van de ander.

- Je neemt zelf ook het initiatief, bijvoorbeeld door voorwaarden te scheppen die leren en ontwikkelen mogelijk maken of door blokkades op te heffen of bespreekbaar te maken.
- Je kijkt vanuit het normale: voor de mensen aan wie jij ondersteuning geeft, gelden dezelfde rechten om zich te kunnen ontwikkelen als voor andere mensen.
- Je zoekt naar passende oplossingen en durft daarbij buiten de gewone paden te treden en individuele oplossingen te bedenken.
- Je bent er alert op dat ontwikkelde vaardigheden benut en behouden blijven.
- *Maar vooral: je denkt in mogelijkheden en ziet kansen.*

Leren en ontwikkelen hebben met zelfontplooiing te maken. Laten zien wie je bent, door je mogelijkheden te ontdekken en te gebruiken. Dat is heel wat anders dan conditionering. Zelfontplooiing heeft met jezelf te maken, wat je zelf belangrijk vindt en waar jij je zelf goed bij voelt. Conditioneren – aanleren – heeft vooral te maken met wat anderen van je willen en verwachten. Vaardigheidstraining heeft soms het karakter van conditionering, maar is pas waardevol als de aangeleerde vaardigheid bijdraagt aan zelfontplooiing. Bijvoorbeeld als de geleerde vaardigheden je in de gelegenheid stellen meer deel te nemen aan de samenleving. In training, cursus en dagbesteding met een ontwikkelingskarakter hoort zelfontplooiing dan ook centraal te staan.

Beeldvorming

Denken in mogelijkheden in plaats van beperkingen is kenmerkend voor de huidige dienstverlening. Toch is het niet altijd gemakkelijk die mogelijkheden te zien. Dat heeft voor een belangrijk deel met onze manier van kijken te maken. Want hoe je kijkt, bepaalt wat je ziet. Je kunt de mensen aan wie je ondersteuning geeft op verschillende manieren bekijken. Dat blijkt uit de beschrijvingen van dezelfde persoon in tabel 6.1.

Positieve beeldvorming is bij werken vanuit kwaliteit van bestaan de basis van je handelen. Hoe je iemand ziet en wat je van hem denkt, bepaalt de manier waarop je met iemand omgaat en wat je ziet als zijn sterke of minder sterke kanten. Door eerst door de positieve bril te kijken, zoals in voorbeeld b, zie je vanzelf allerlei kwaliteiten en mogelijkheden. De ander heeft er natuurlijk ook recht op dat je oog hebt

Tabel 6.1. Twee verschillende persoonsbeschrijvingen van dezelfde persoon.

Wie is Bram?	Wat heeft Bram nodig?
Voorbeeld a	
Verstandelijke leeftijd van 2,5 jaar	Ondersteuning op kinderlijk niveau
Een IQ onder de 30	Simpele arbeid voor een simpele geest
Laag niveau	Samen met soortgelijke mensen
Dwangmatig, wil zijn eigen zin doordrijven	Veel structuur en gedragsregulering
Voorbeeld b	
Een man van veertig met de nodige levenservaring	Ondersteuning die recht doet aan zijn ervaringen
Heel precies	Werk waarin hij zijn kwaliteiten goed kan benutten
Weinig contacten	Een netwerk, buiten de directe dienstverlening
Een duidelijke eigen wil	Respect voor zijn keuzes en voorkeuren

voor beperkingen. Die moet je meenemen in je manier van ondersteunen. Maar dat is wat anders dan vooral uitgaan van wat iemand niet kan.

Positief kijken

Een hulpmiddel om positief kijken te bevorderen, is het maken van een talentenposter (zie figuur 6.1). Die maak je als volgt:
Zet in het midden de naam van de desbetreffende persoon. Noteer links bovenaan alle *positieve eigenschappen* van die persoon die je kunt bedenken. Rechts bovenaan noteer je alle *vaardigheden* die hij of zij heeft. Links onderaan noteer je alle *interesses en hobby's*. En rechts onderaan alles wat de persoon in kwestie zelf het liefste zou willen: *wensen en dromen*.
Vul onderstaand uitsprakenlijstje aan en gebruik dat bij het invullen van de talentenposter. Je kunt er uiteraard zelf uitspraken aan toevoegen.

- Is goed in...
- Droomt van...
- Kiest voor...
- Is altijd bezig met...
- Geniet van...
- Durft...
- Doet graag...

- Deed vroeger...
- Weet precies...
- Voelt zich goed als...
- Reageert altijd positief op...

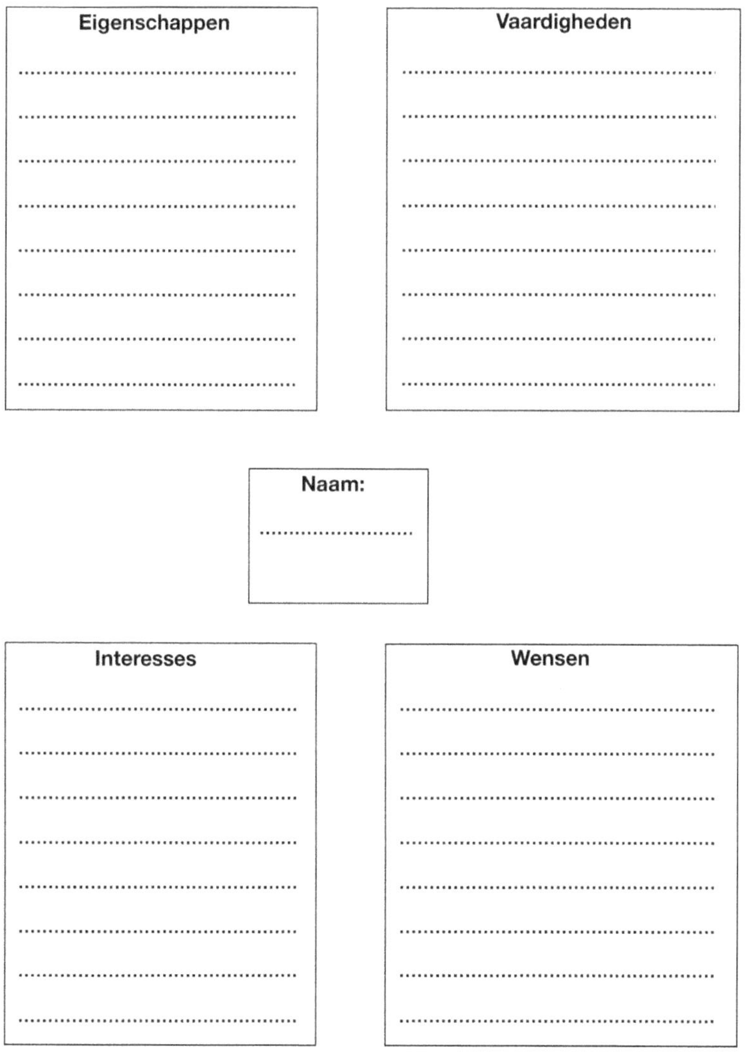

Eigenschappen	Vaardigheden

Naam:

Interesses	Wensen

Figuur 6.1 *Talentenposter.*

Bespreek met elkaar – uiteraard bij voorkeur met de betrokkene zelf – wat deze poster je voor informatie geeft over 'kunnen' en 'willen'. Stel vast welk beeld daaruit naar voren komt; hoe je nu kijkt naar de mogelijkheden en de wensen van de betrokkene.

Vergelijk het ontstane beeld met de huidige situatie, bijvoorbeeld het huidige werk of de dagbesteding, de taken en verantwoordelijkheden in de woning en de manier waarop de vrije tijd wordt doorgebracht. Doet de huidige situatie recht aan het beeld dat nu is ontstaan? Zo niet, wat staat je dan te doen om daar verandering in te brengen? Wie en/of wat heb je daarbij nodig? En hoe ga je het vervolgens aanpakken? Laat het niet bij beeldvorming alleen. De ander heeft er recht op zijn of haar talenten te benutten, aanwezige kwaliteiten te ontwikkelen en net als ieder ander mens te blijven leren.

Het uitsprakenlijstje kun je ook heel goed gebruiken als je merkt dat het moeite kost om de positieve kanten van iemand te zien, bijvoorbeeld bij mensen met heel moeilijk verstaanbaar gedrag. Daarbij helpt het overigens ook om jezelf te dwingen een periode alleen maar de momenten van de dag te beschrijven die goed verlopen. Je krijgt dan vanzelf weer de positieve kanten van die persoon in beeld. En als je heel zorgvuldig naar die positieve momenten kijkt, krijg je ook in beeld waaraan toen voldaan was. Daarmee leer je iets over belangrijke voorwaarden voor welbevinden.

Atelier

Fred is beeldend kunstenaar. Zijn werk hangt in vele galeries en zelfs in enkele musea. Hij verkoopt goed en kan er uitstekend van leven. Voorheen werkte hij op een reclamebureau.
Hij werd alom geroemd om zijn prachtige tekeningen, maar daar, op dat steriele bureau tussen een groot aantal andere tekenaars, lukte het hem maar niet iets behoorlijks op papier te zetten. In een interview heeft hij wel eens gezegd dat het doorbreken van het vaste patroon de redding voor zijn creatieve proces is geweest. Sinds hij daar weg is en voor zichzelf is begonnen en zelf zijn werkpatroon kan bepalen, gaat het fantastisch. Ook al schrikken bezoekers nogal eens van de enorme rommel in zijn atelier.
Maar toch kijken ze na de eerste schrik vol bewondering rond: dit is dus de plek waar die prachtige werken, vooral in de nachtelijke uren, tot stand komen.

André heeft een verstandelijke beperking en werkt sinds kort in een atelier, samen met twaalf andere kunstenaars. De orthopedagoog had er vooraf een hard hoofd in. 'Ik ben bang dat hij de verantwoordelijkheid niet goed aan zal kunnen', had hij gezegd. 'En André is geen groepsmens, hij kan erg onprettig zijn voor zijn groepsgenoten.'

Ik denk dat hij gelijk heeft gehad, denkt de begeleidster die op enige afstand hoofdschuddend naar André staat te kijken. Hij zit voorovergebogen zowat te slapen aan zijn tafel, die hij gisteren met de nodige ruzies eens goed heeft moeten opruimen. Van de begeleiders in de woning hoorde ze dat hij de hele nacht aan het spoken is geweest. Op zoek naar verfspullen, midden in de nacht! Jammer toch van zo'n jongen, als hij nu eerst maar eens leert zich aan de afspraken te houden, op tijd naar bed te gaan, op tijd te komen, beter in de groep te functioneren en zijn rommel op te ruimen.

Dan moet je eens zien wat voor creativiteit er vrij zou kunnen komen!

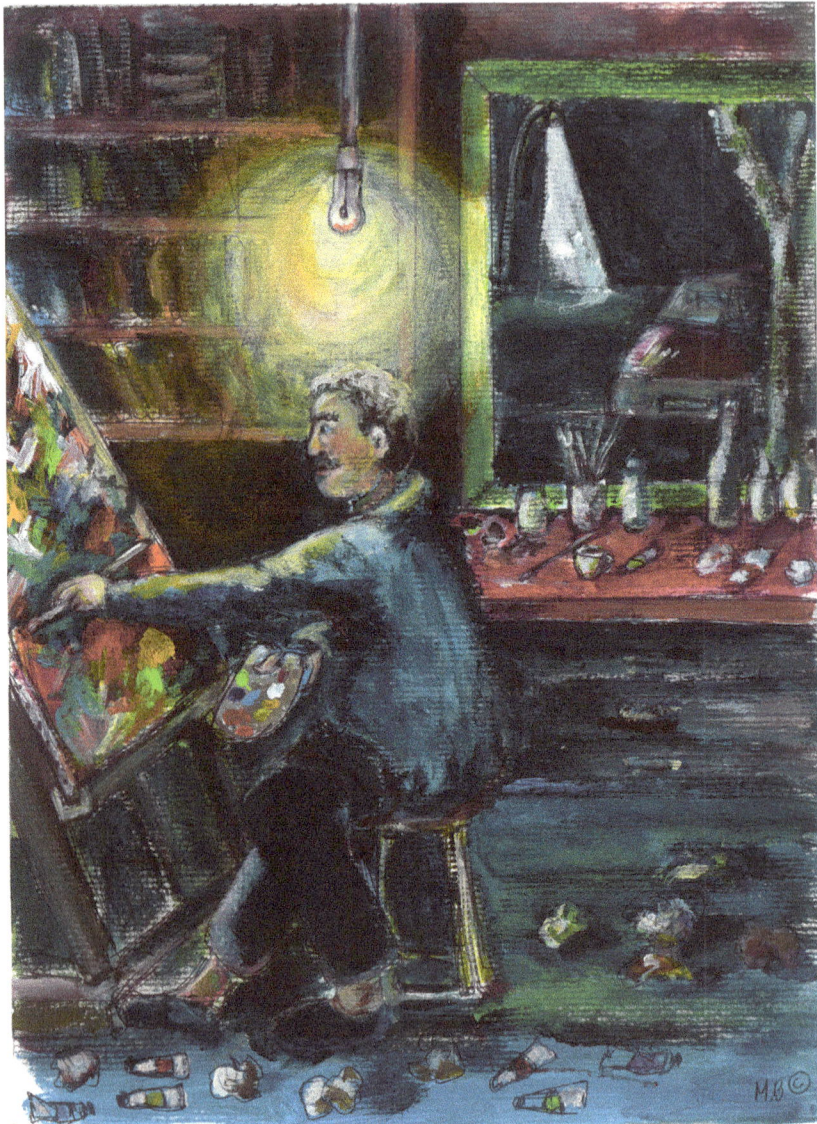

7 Netwerk

Contacten onderhouden buiten onze directe familiekring is voor ons vanzelfsprekend. Er zijn allerlei sociale verbanden: school, werk, vrienden, de buurt, verenigingen. Voor veel mensen die ondersteuning nodig hebben, is het niet vanzelfsprekend dat zij over een eigen sociaal netwerk beschikken. Zeker niet voor mensen die aangewezen zijn op speciale woon- of werkvoorzieningen. Want hoe kom je aan contacten wanneer je niet of nauwelijks deel uitmaakt van sociale verbanden? Hoewel veel veranderd is, zijn er nog steeds mensen die nauwelijks (of soms helemaal geen) familiecontacten of vriendschappelijke relaties hebben en die alleen met mensen omgaan die ervoor betaald worden om hen te ondersteunen. Hoe goed die mensen hun werk ook doen, ze blijven passanten. Zodra de beroepsmatige relatie eindigt, houden vrijwel altijd ook de contacten op met de personen aan wie ondersteuning is geboden. Niets ten nadele van die ondersteuners, want voor hen is het nu eenmaal onmogelijk om met iedereen waar zij beroepsmatig ooit mee te maken hebben gehad, contact te blijven houden.
Wel kun je als ondersteuner een actieve rol spelen op het vlak van opbouwen en onderhouden van sociale contacten. Het hebben van een sociaal netwerk – maatjes met wie je lief en leed kunt delen – speelt tenslotte een grote rol als het om de kwaliteit van het bestaan gaat. Deelname aan de samenleving, een belangrijk kenmerk van een volwaardig bestaan, hangt sterk samen met het hebben van een 'sociaal netwerk'. Een dubbele samenhang, want door deel te nemen aan de samenleving is er ook de kans actief te werken aan het opbouwen van een sociaal netwerk. Omgekeerd stelt het hebben van een sociaal netwerk je ook in staat om actief deel te nemen aan de samenleving. En dat laatste geldt vooral voor mensen die afhankelijk zijn van de ondersteuning van anderen. Zeker wanneer zij wonen en werken in een intramurale voorziening verloopt het contact met de samenleving vrijwel altijd via familie en ondersteuners. Die positie onderstreept het belang van ondersteuning bij het bevorderen van sociale netwerken en deelname aan de samenleving.

BASISBEHOEFTEN

Kijken naar sociale netwerken is altijd een individuele aangelegenheid: voor de één is het prettig een grote vriendenkring en een actief familieleven te hebben, de ander moet daar niet aan denken. De één heeft een paar zeer intensieve langdurige vriendschappen en de ander een grote groep meer oppervlakkige kennissen. Geen mens staat daar hetzelfde in, dus ook mensen die ondersteuning behoeven niet. Kunnen en aankunnen spelen hierbij wel een rol. Voor sommige mensen zal een zeer druk sociaal leven met vele contacten te vermoeiend en te belastend zijn. Maar voor hoeveel mensen, die om wat voor reden dan ook ondersteuning van anderen nodig hebben, is het genoeg dat hun leven vooral bestaat uit mensen die komen en gaan zonder in staat te zijn met hen een werkelijke band op te bouwen? Is dat niet een erg arm bestaan als er daarnaast geen mensen zijn die langdurig (blijvend) een relatie met je aangaan, intensief of oppervlakkig, regelmatig of incidenteel, breed (op allerlei gebieden) of juist heel specifiek? Natuurlijk, met alle individuele verschillen en smaken van dien. En dat maakt actief bijdragen aan het opbouwen van sociale netwerken en deelname aan de samenleving juist zo boeiend: het is geen keurslijf maar maatwerk.

Opbouwen en ondersteunen

Op het terrein van een grote organisatie bracht een activiteitengroep van mensen met een ernstige verstandelijke beperking al enige jaren reclamefolders rond. Op een dag besloten de begeleiders dagbesteding hun werkveld te verleggen naar de woonwijk waaraan het terrein grensde. Eigenlijk alleen maar omdat zij zelf een beetje waren uitgekeken op het vaste rondje dat ze dagelijks liepen. Aanvankelijk leek dit voor de betrokken deelnemers weinig verschil te maken. Op een dag begon het onverwacht heel hard te regenen en de groep zocht onderdak in de plaatselijke ouderensociëteit. Daar waren enkele heren aan het biljarten. De groep werd hartelijk ontvangen en de oudere heren hielpen direct met het uittrekken van natte jassen en het aandragen van kopjes koffie. Na dit onverwachte bezoek zei de beheerder van de sociëteit gastvrij: 'Nou, tot de volgende keer dan maar.'
Intussen is een koffiebezoek aan de sociëteit een vast onderdeel van het dagprogramma geworden. Een van de oudere heren is nu actief betrokken als vrijwilliger en heeft het, samen met zijn echtgenote, op zich genomen om iemand die geen familie meer heeft mee te nemen naar allerlei activiteiten. Ze gaan zelfs samen vissen

als het lekker weer is. De interesse van enkele van de andere heren is inmiddels gewekt. Ze komen binnenkort eens een kijkje nemen op het terrein dat wel vlak in de buurt is, maar dat ze eigenlijk helemaal niet kennen. Net zomin als de mensen die er wonen.

Uit het voorbeeld in de casus 'Opbouwen en ondersteunen' blijkt dat het uitbreiden van contacten in kleine alledaagse dingen kan zitten. Een voorbeeld dat veel mensen die in soortgelijke organisaties werken bekend voor zal komen. Het gaat erom de kansen die er zijn te pakken. Als je goed rondkijkt, liggen ze voor het oprapen. En soms komen ze toevallig op je pad.
Je kunt het uitbreiden van het sociale netwerk ook planmatig aanpakken. Met zogeheten relatiecirkels kun je het sociale netwerk van de mensen aan wie je ondersteuning geeft globaal in kaart brengen (zie figuur 7.1). In de uitleg van de cijfers staat bij de punten 4 en 5 tussen haakjes een toevoeging die aansluit bij het netwerk van mensen die door anderen ondersteund worden, in een specifieke voorziening. De nummering van de cirkels geeft de mate van belangrijkheid aan. Beroepskrachten staan op nummer 5. Dat is natuurlijk niet altijd de werkelijkheid, omdat dagelijkse ondersteuners van heel grote betekenis kunnen zijn. Soms verschuift hun rol zelfs naar punt 2. Toch is hun rol relatief, want tijdelijk van aard. Het grootste belang van ondersteuners in deze relatiecirkels is dat zij een voorwaardenscheppende rol kunnen (moeten) vervullen bij het inhoud geven aan de overige cirkels: stimuleren van behoud van contacten met gezin/familie en bevorderen van het hebben van vrienden (de mensen met wie je graag omgaat en met wie je leuke dingen doet) en kennissen (mensen met wie de contacten minder intensief zijn en soms heel functioneel, bijvoorbeeld omdat ze klusjes voor je opknappen).
Wanneer je ontdekt dat de punten 1 t/m 3 onderbedeeld zijn, ga dan na hoe dat komt, wat dat voor de ander betekent en of het voor hem gewenst is daar verandering in te brengen. Wanneer je die laatste vraag met 'ja' kunt beantwoorden is er werk aan de winkel. Je weet dan waar jou prioriteiten als ondersteuner de komende tijd moeten liggen.
Zoals je ziet staat het gezin/de familie op de eerste plaats. In dit boek gaan we niet nader in op de samenwerkingsrelatie tussen familie en ondersteuners. Maar die eerste plaats benadrukt wel dat de familie, naast de persoon in kwestie zelf, de allerbelangrijkste samenwerkingspartner is van ondersteuners. Als professional moet jij je er voortdurend bewust van zijn dat het hebben van een goede en gelijkwaardige

samenwerkingsrelatie met de familie van de mensen aan wie je ondersteuning geeft van essentieel belang is bij het werken aan de kwaliteit van bestaan. Het is dan ook vanzelfsprekend dat je veel energie steekt in die relatie en kritisch reflecteert op je eigen aandeel. Vraag je daarbij af of jouw manier van handelen en communiceren ertoe bijdraagt dat er werkelijk sprake is van een gelijkwaardige samenwerkingsrelatie.

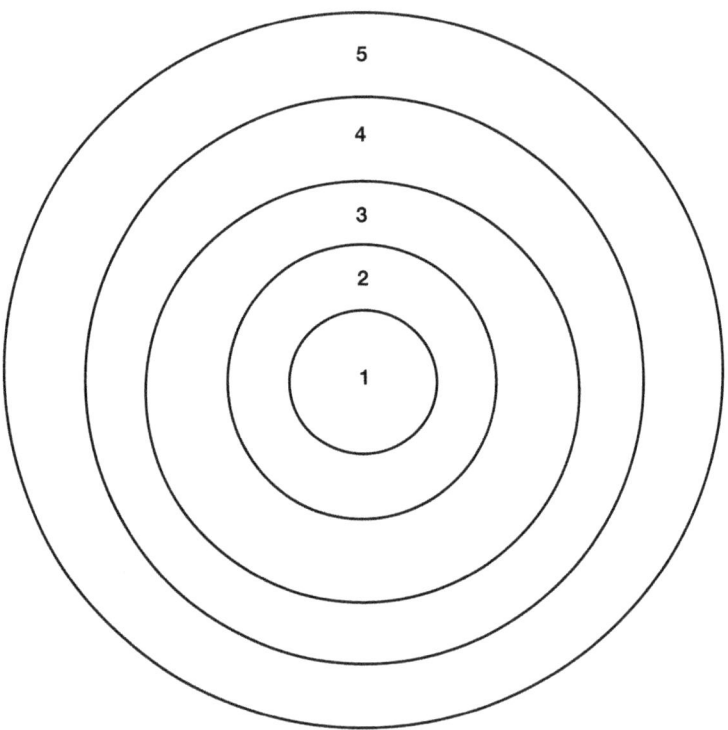

1. Gezin/familie: je natuurlijke contacten
2. Vrienden: zelf verkozen, intensief
3. Kennissen: zelf verkozen
4. Vanzelfsprekende contacten: collega's, buren (groepsgenoten)
5. Beroepskrachten: mensen die diensten aan je leveren (ondersteuners)

Figuur 7.1 Relatiecirkels.

Verhuizen

De vaste begeleider van Marjan gaat binnenkort verhuizen, want hij heeft een nieuwe baan gevonden. Een heel leuke baan die veel beter past bij zijn opleiding. Hij heeft namelijk een heleboel bijgeleerd de laatste tijd. En daarom is hij rond gaan kijken of ze voor hem ergens een passende baan hadden. De baan die hij nu heeft gevonden, is een heel eind weg, in een stad aan de andere kant van het land. Daarom moet hij nu dus verhuizen. Want het is te ver om elke dag heen en weer te reizen.

Dat vindt Marjan eigenlijk wel raar. Zij gaat toch ook niet verhuizen omdat ze ander werk heeft? Als ze bij haar in de buurt rondkijkt, dan ziet ze wel een heleboel mensen die ook gaan verhuizen. Maar die gaan verhuizen omdat ze een nieuw huis hebben. Ze hebben allemaal wel een baan op een activiteitencentrum, maar die kunnen ze niet houden want het is te duur om elke dag met een busje heen en weer te gaan. Als ze in hun nieuwe huis wonen, gaan hun begeleiders een nieuwe baan voor ze zoeken. Zo gaat dat meestal. De begeleider van Marjan draait voor zichzelf de boel dus om.

Marjan gaat binnenkort trouwens zelf ook verhuizen. Naar een mooie woning midden in de stad. Daar is ze erg blij mee. Alleen vindt ze het jammer dat haar vriend Frans niet meekan. Volgens zijn begeleiders is het niet goed voor Frans om midden in de stad te wonen. Omdat dat nieuwe huis een heel eind weg is, zal Marjan hem niet veel meer zien, verwacht ze. Want steeds met het busje heen en weer, dat is te duur. Maar ze vindt vast wel weer een nieuwe vriend, zeiden Marjans begeleiders tegen haar.

Nu hoopt ze dat de vriendin van haar begeleider er wel tegen kan om naar een andere stad te verhuizen. Want anders moet hij ook een nieuwe vriendin gaan zoeken. Of zal hij dan de boel ook weer om weten te draaien?

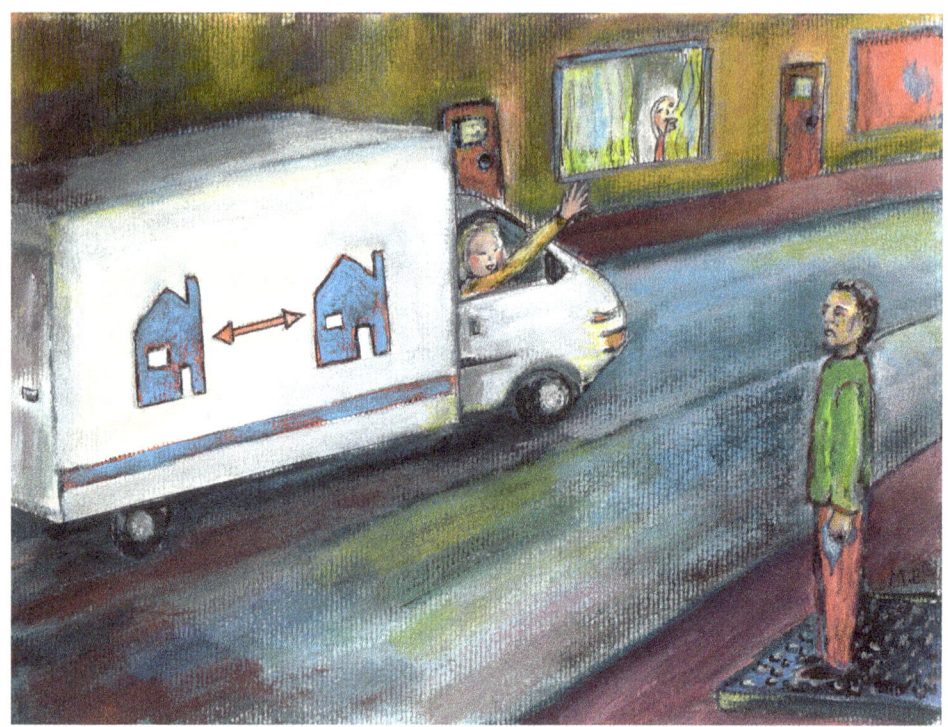

8 Ondersteunen

In de voorgaande hoofdstukken is al veel vermeld over je houding als ondersteuner. Die zou je als een coachende houding kunnen omschrijven, want coachen past heel goed bij de opvattingen over ondersteunen die in dit boek aan de orde komen. Bij coachen wordt vaak gedacht aan een manier van leidinggeven. Maar coachen is vooral een basishouding. Het is dus geen techniek die je af en toe toepast. Coachende leidinggevenden gaan in feite uit van dezelfde opvattingen over leren en ondersteunen waar we het hier over hebben. Kijk maar eens naar de kenmerken van coachen in kader 8.1.

> **Kader 8.1 Coachen is...**
> - mensen uitdagen zich verder te ontwikkelen;
> - ondersteunen van zelfstandigheid en verantwoordelijkheid;
> - uitgaan van kwaliteiten en mogelijkheden;
> - gericht op het vinden van eigen oplossingen;
> - ruimte bieden, maar ook grenzen en kaders stellen;
> - voorwaarden scheppen om te kunnen leren;
> - vragen stellen die de ander stimuleren in het leerproces;
> - praktijkervaringen omzetten in leerervaringen;
> - risico's durven nemen;
> - loslaten op basis van vertrouwen en respect;
> - methodisch en doelgericht;
> - volgen en ondersteunen in plaats van sturen;
> - afstemmen op de leerstijl van de ander.

DE KUNST VAN HET VRAGENSTELLEN

Bij coachen is een vragende houding essentieel. Een goede coach is nieuwsgierig en belangstellend en komt veel over de ander te weten. Op dat inzicht kun je als coach jouw ondersteuning baseren. Want ondersteunen is altijd een individuele aangelegenheid, afgestemd op de unieke eigenschappen en omstandigheden van een uniek persoon. Die vragende houding helpt de ander ook om veel over zichzelf te weten te komen. Goede vragen zetten de ander aan om over zichzelf en over opgedane ervaringen na te denken. Maar wat zijn goede vragen? We hebben geleerd dat we vooral 'open vragen' moeten stellen. Dat zijn vragen die beginnen met: wie, wat, waar, hoe, wanneer, welke. Om ze echt open te houden, hou je ze kort, want hoe langer de vraag, hoe onduidelijker deze wordt voor de ander. Bij lange vragen heb je bovendien meer kans dat jouw mening erin door gaat klinken.

Open vragen werken echter lang niet voor iedereen. De vraag 'Hoe zou jij het liefste willen wonen?' is wel open en kort, maar voor iemand die zich geen voorstelling kan maken van de vele mogelijkheden met betrekking tot wonen, is het een heel slechte vraag. Soms krijg je op zo'n vraag een reactie die gebaseerd is op het zeer beperkte beeld dat iemand heeft.

Bijvoorbeeld: 'Net zoals jij.' Of: 'Zoals ik nu woon.' Je kunt je afvragen of je dan echt iets te weten komt. Ook sociaal gewenste antwoorden zijn niet zeldzaam. Mensen in afhankelijke situaties geven soms een antwoord waarvan ze denken dat de ander dat graag wil horen. Ze willen de mensen die hen ondersteunen niet tegen het hoofd stoten.

INDIVIDUELE VRAGENLIJST

Kader 8.2 is een voorbeeld van een plan van aanpak om erachter te komen hoe iemand het liefste zou willen wonen.

Kader 8.2   Plan van aanpak om iemands woonwensen helder te krijgen

- Maak een vragenlijst met allerlei punten die voor de ander belangrijk zijn; dat kun je samen met de betrokkene doen of door heel goed te observeren.
- Breng een volgorde van belangrijkheid aan in de onderwerpen waar de vragen over gaan.
- Geef punten bij de antwoorden: de belangrijkste vragen krijgen 3 punten als ze met ja worden beantwoord, de minst belangrijke 1 punt.
- Bezoek verschillende woonvormen en vul na afloop de vragenlijst in.
- Leg de verschillende vragenlijsten naast elkaar en bespreek de uitkomst.
- Gebruik de puntentelling om een vergelijking te maken.

- Zorg voor foto's of filmopnamen. Daarmee kun je steeds weer terughalen waarover jullie het hebben.

Ook bij het voorbereiden en nabespreken ga je zorgvuldig om met het soort vragen dat je stelt. Waak ervoor dat je niet allerlei onbedoelde boodschappen in je vragen stopt. In de vraag 'Vind je dit een leuke stoel?' zit met het woord 'leuk' al iets verpakt van wat de ander ervan moet vinden. Dat is minder neutraal dan: 'Wat vind je van deze stoel?' En als dat voor de betrokkene te open is, dan kun je de ander ook voor een keuze stellen: 'Welke van deze twee stoelen zou je willen hebben?' Omdat je daarmee de keuze wel erg versmalt, zet je de gekozen stoel vervolgens naast weer een andere stoel en stelt dezelfde vraag.

Let overigens eens op hoe vaak termen als 'leuk', 'fijn' en dergelijke worden gebruikt in de communicatie met mensen met een verstandelijke beperking of ouderen. Blijkbaar moet alles vooral leuk zijn. Wanneer je jezelf daar op betrapt, vraag je dan af of je met anderen ook zo communiceert en wat je motieven zijn om deze termen te gebruiken bij mensen aan wie je ondersteuning geeft.

NIEUWSGIERIGHEID

Deze manier van voorbereiden en nabespreken kun je uiteraard bij allerlei onderwerpen toepassen. Het kost tijd, maar op deze wijze stem jij je wel af op de individuele persoon aan wie je ondersteuning geeft. Dat is trouwens altijd de kunst bij gebruik van hulpmiddelen en methodieken: afstemmen op de persoon en de situatie. Daar is wel wat creativiteit voor nodig, maar ook dat hoort bij je rol als professional. Net zoals je goed op de hoogte stellen van wat er al bestaat, want op allerlei plekken experimenteert men met dezelfde thema's. Soms worden er fantastische praktijkoplossingen gevonden. Zorg ervoor dat je die te weten komt, door regelmatig bezoekjes af te leggen bij andere organisaties. Nieuwsgierigheid van professionals zit hem niet alleen in het soort vragen dat zij stellen, maar is ook af te leiden uit hun belangstelling voor ontwikkelingen in hun werkveld. Bijhouden van vakliteratuur hoort daar ook bij. Internet biedt vele mogelijkheden om veel over ontwikkelingen in je vakgebied te weten te komen.

Feedback en proactiviteit

Wanneer je de uitdaging aandurft om een ander te ondersteunen, moet je kritisch naar jezelf durven kijken. Dat is best lastig. Omdat je bepaalde gewoontes hebt en gewend bent dingen op een bepaalde manier te doen of te zeggen, ben je zelf natuurlijk helemaal gewend aan jouw eigen manier van doen. Om kritisch naar je zelf te kunnen blijven kijken, heb je feedback van anderen nodig. Anderen kunnen je vertellen hoe je op hen overkomt, hoe ze dat beleven en wat ze daar prettig of minder prettig aan vinden. Met die feedback leer je veel over jezelf.

Feedback heeft te maken met je basishouding als professional: niet afwachten tot anderen ergens mee komen of iets bespreekbaar maken, maar jezelf daar verantwoordelijk voor voelen en daar ook het initiatief toe nemen. Dat is proactief gedrag.

Het is natuurlijk prachtig wanneer je iets signaleert wat verbeterd zou kunnen worden. Maar wanneer het bij signaleren alleen blijft, kan het nog wel eens een negatief effect krijgen: het blijft bij geklaag over wat er niet deugt. Goed dat het wordt waargenomen, maar wat doe je er vervolgens mee? Wanneer je zo alert bent om iets waar te nemen waar verbeteringen bij nodig zijn, dan kun je daaraan ook koppelen dat jij het initiatief neemt om er ook iets mee te doen. Wanneer je bijvoorbeeld merkt dat een gemaakte afspraak niet voldoet in de praktijk, dan is de eerste stap natuurlijk zoiets bespreekbaar te maken. Op zijn minst om te peilen hoe anderen erover denken. Ook bij grotere zaken kun je wachten tot 'de organisatie' er iets aan gaat doen, maar je kunt ook besluiten zelf in actie te komen. Zo zijn er talloze voorbeelden te bedenken in de praktijk waarbij het nemen van initiatief, het nemen van verantwoordelijkheid en het overgaan tot actie noodzakelijk en mogelijk is.

LEIDINGGEVEN

Uiteraard moeten leidinggevenden zich ook bewust zijn van de waarde van proactiviteit. Soms blijven initiatieven bij medewerkers uit omdat ze eraan gewend zijn geraakt dat ze bij elk voorstel 'ja maar...' te horen krijgen, dat alles altijd via formele lijnen moet lopen of dat het vaak verzandt in lange procedures, projectgroepen, vergaderingen en rapporten, met helaas weinig praktijkrendement. Goede leidinggevenden zijn zich ervan bewust dat proactiviteit een vorm van medeverantwoordelijkheid en betrokkenheid is. En als ze zich daar niet van bewust zijn? Dan moeten ze daar wellicht op gewezen worden. Ook daarbij komen proactiviteit en feedback van pas.

STIMULEREN

Hoe kun je proactief gedrag bij jezelf en in je omgeving stimuleren? Het zit vooral in kleine dagelijkse dingen. Een voorbeeld dat waarschijnlijk voor veel mensen herkenbaar is: een collega vertelt je over

haar irritatie die zij voelt bij een andere collega die in de vergadering altijd zo dominant is. Als jij die irritatie deelt, hebben jullie het al snel samen over die ander, helaas vaak zonder die ander rechtstreeks aan te spreken. Een goede methode is dan direct de vraag stellen: 'Heb je het al aan hem verteld?' Negen van de tien keer zal blijken dat dat nog niet het geval is. Maar nu weet jij het wel en de betrokkene niet. Die leert daarmee dus niet hoe hij op anderen overkomt en wat hij oproept. Wanneer inderdaad blijkt dat je collega het nog niet tegen de betrokkene heeft gezegd, dan is het stellen van vragen de beste methode, zoals:
- Wanneer ga je het tegen hem zeggen?
- Wat houdt je tegen om het tegen hem zelf te zeggen?
- Wat heb je nodig om hierover met hem een gesprek aan te kunnen gaan?

Daarmee zet je de ander aan er iets mee te doen. Het ligt uiteraard bij de ander er dan ook echt iets mee te doen. Door je consequent zo op te stellen en zelf wel rechtstreekse feedback te geven, beïnvloed je het communicatieklimaat, laat je zien dat rechtstreekse communicatie de meest effectieve communicatie is.

VRAGEN
Feedback vragen aan de mensen aan wie je ondersteuning geeft, hoort bij een proactieve basishouding (zie kader 8.3). Want een dienst is pas een dienst als de betrokkene het ook als een dienst ervaart. Door vragen te stellen, kom je erachter hoe de ander jouw ondersteuning ervaart. Veel organisaties noemen hun dienstverlening vraaggericht. Het hele dienstverlenende systeem moet dan ingesteld zijn op die vraaggerichte intentie. Maar de kwaliteit van vraaggerichte dienstverlening wordt toch vooral zichtbaar in het concrete gedrag van hen die directe ondersteuning geven. Daartoe moeten zij door hun omgeving in staat gesteld worden: leidinggevenden die voorwaarden scheppen om vraaggericht handelen mogelijk te maken. En ondersteuners die feedback vragen om hun handelen op vraaggerichtheid te kunnen toetsen. Denk er eens over na wanneer je de mensen die je ondersteunt voor het laatst gericht om feedback hebt gevraagd. Wanneer je merkt dat het al een hele tijd geleden is, plan het dan gewoon in. Maak er een gewoonte van om regelmatig na te gaan of jouw diensten nog steeds als goede diensten worden ervaren. En zet al je inzichten en vraagstellingsvaardigheden erbij in om die toetsing meer dan een kunstje te laten zijn.

Kader 8.3 Kenmerken van een proactieve basishouding

Proactieve mensen herken je doordat ze:
- initiatieven nemen;
- zich uitspreken;
- signalen omzetten in actie;
- mogelijkheden zien;
- oplossingsgericht zijn;
- feedback geven en vragen.

Proactieve mensen herken je aan hun actieve taalgebruik, zoals:
- Wat zijn de alternatieven? (in plaats van: Zo is het nu eenmaal.)
- Wat kan ik doen? (in plaats van: Daar heb ik toch geen invloed op.)
- Zullen we het zo doen? (in plaats van: Hoe moeten we dat dan doen?)
- Hoe kan ik dat te weten komen? (in plaats van: Daar heb ik geen kennis van.)
- Ik ga dat doen! (in plaats van: Ik ben van plan om dat te gaan doen.)
- Ik heb een voorstel om dit op te lossen. (in plaats van te wachten tot anderen met voorstellen komen.)

Proactieve mensen herkennen zich in de uitspraak:
- Als je geen deel bent van de oplossing, ben je een deel van het probleem.

Reflectie

Intervisie is een geschikt middel om stil te staan bij je handelen en anderen daar kritisch bij mee te laten kijken. Intervisie is meer dan het bespreken van een thema of het krijgen van advies van anderen. Intervisie zet aan tot kritische zelfreflectie: nadenken over je handelen, onderzoeken van je achterliggende motieven en het ontwikkelen van handelingsalternatieven ofwel andere manieren om vorm en inhoud aan jouw ondersteuning te geven. Een effectieve methode voor intervisie is de zogeheten casuïstiekmethode (zie kader 8.4), die uit zeven vaste stappen bestaat.

Kader 8.4   De casuïstiekmethode

1. Inbreng
Een van de deelnemers maakt een voorbereiding. Dat kan gaan om een werkervaring of een dilemma. Het kan dus gaan om iets dat de betrokkene al heeft meegemaakt, maar ook om iets waarop hij of zij zich wil voorbereiden. De inbreng is compact en de inbrenger is er zelf in of bij betrokken.

2. Verheldering
De deelnemers stellen verhelderende vragen, zodat een zo volledig en helder mogelijk beeld van het praktijkverhaal ontstaat. Geen discussie, suggesties of oplossingen, alleen vragen waarmee zowel voor de deelnemers als voor de inbrenger de situatie steeds duidelijker wordt.

3. Samenvatting
Een van de deelnemers geeft de essentie weer van wat de verhelderingsfase heeft opgeleverd en checkt dit bij de inbrenger.

4. Uitwisseling
Na de samenvatting nemen de deelnemers even de tijd om hun reactie voor te bereiden. Dat kan gaan om advies, analyse, vraag, voorstel of oplossing. Je verplaatst je hierbij in de situatie van de inbrenger: 'Wat zou ik doen als ik hem/haar was?' in plaats van 'Wat zou ik zelf doen?'

5. Verdieping en conclusie
De inbrenger geeft een reactie op alles wat is aangereikt en bepaalt waarop hij wil doorgaan. Deze stap wordt afgesloten met de conclusies van de inbrenger, inclusief wat er concreet mee wordt gedaan.

6. Discussie
Het bespreken van zo'n inbreng, waarin het niet gaat om de opvattingen van de overige deelnemers maar om het verplaatsen in de situatie van de ander, roept vaak het nodige op aan eigen associaties. Daarom is er aan het einde van de sessie ruimte voor 'vrije' discussie. Soms is het verstandig om die discussie (bijvoorbeeld vanwege de beschikbare tijd) in de vorm van een themabespreking op een ander moment te houden.

7. Procesevaluatie
De bijeenkomst wordt afgesloten met een procesevaluatie. Daarin komt aan de orde hoe de intervisiegroep heeft samengewerkt, of er adequate vragen zijn gesteld en of de inbrenger zich gehoord heeft gevoeld en iets passends heeft meegekregen.

De casuïstiekmethode als vorm van intervisie werkt het beste met een gespreksleider, die ook het inhoudelijk proces bewaakt, en een groepsomvang van ongeveer acht vaste deelnemers. Tijdsduur van intervisie volgens de casuïstiekmethode is ongeveer 1,5 tot 2 uur.
De verheldering is heel belangrijk en duurt vaak ook het langste. In die fase van de intervisiebijeenkomst oefenen de deelnemers ook hun vraagstellingsvaardigheid. Zeker bij beginnende intervisiegroepen is het van belang veel aandacht te besteden aan het soort vragen dat gesteld wordt en het effect ervan.
In de uitwisseling zit een heel belangrijke overeenkomst met de vorm van ondersteunen zoals die in dit boek aan de orde komt. Om de ander iets mee te kunnen geven waar hij of zij echt iets aan heeft, is het belangrijk om je goed in zijn of haar situatie te verplaatsen, als het ware door de ogen van de ander te kijken en in je reactie aan te sluiten op wat past bij die ander. Dat is eigenlijk precies hetzelfde als wat je bij ondersteuning doet. Op die manier heeft intervisie een meervoudige betekenis:
- Samen met anderen kritisch kijken naar je handelen en je overwegingen daarbij
- Ontdekken van handelingsalternatieven voor de dagelijkse praktijk
- Oefenen met het vermogen je te verplaatsen in de ander
- Aanscherpen van vraagstellingsvaardigheden

Zo bouw je doorlopend aan je ondersteuningsvaardigheden en blijf je leren van je ervaringen. Daar hebben de mensen aan wie jij ondersteuning geeft recht op.

Kader 8.5 In de echte wereld of voor spek en bonen?
Ooit zocht ik samen met iemand met een verstandelijke beperking geschikt werk voor hem. Toen ik hem vroeg of hij hele dagen of parttime wilde werken, was zijn reactie: 'Net als in het echt.'
Blijkbaar hebben we de dienstverlening zo gemaakt dat het wel op de echte wereld lijkt, maar het toch net niet is. Laten we ervoor zorgen dat mensen

die ondersteuning nodig hebben werkelijk deel uitmaken van de echte wereld en niet voor spek en bonen mee mogen doen. Met Wie heeft de regie? heb ik getracht daar een bijdrage aan te leveren. Ik hoop dat de lezers zich daar ook voor in willen spannen.

> ### Kijk naar jezelf
> Els is vandaag nogal nerveus. Ze gaat straks deelnemen aan de bespreking over haar eigen dagbestedingsplan. Ze is er extra vroeg voor opgestaan, om ruzie met haar begeleiders te voorkomen. Het komt namelijk nogal eens voor dat er ruzie ontstaat omdat ze 's morgens overal veel te veel tijd voor nodig heeft volgens haar begeleiders.
> De vrouw van Frans kijkt lachend toe hoe hij drie keer achter elkaar de trap naar zijn werkkamer op en neer loopt. 'Als jij eens op een ander tijdstip de deur uit moet, raak je helemaal van slag', zegt ze. 'Hoezo?' vraagt Frans geïrriteerd. 'Nou, ik heb je nu al drie keer zien kijken of je je agenda wel bij je hebt. Als je gewone patroontje ook maar even doorbroken wordt...' 'Ach mens', mompelt Frans terwijl hij de deur uitgaat.
> Als Elma, de vaste activiteitenbegeleidster van Els, de vergaderkamer binnenkomt, vraagt ze haar collega een plaatsje op te schuiven. Die kijkt haar lachend aan en zegt: 'Het is hier al net als tijdens de cursus hè? Daar zat je ook altijd op een vast plekje.'
> Henk, het hoofd van de dagbesteding, is er nog niet. Elma gaat hem zoeken en komt even later terug met de mededeling dat hij zich laat verontschuldigen. Hij is met de begroting bezig en de tijd een beetje vergeten. Maar hij is nu net zo goed op gang dat hij het vervelend vindt om dat werk nu te onderbreken. Zonder hem zal het toch ook wel lukken?
> Als ook Frans, de pedagoog, is binnengekomen, opent Elma de vergadering. Ze richt zich tot Els. 'Je weet waarom we hier bij elkaar zijn, hè? Je komt de laatste tijd regelmatig te laat aan op het dagcentrum. Van je woonbegeleiders hebben we gehoord dat dat komt doordat je heel lang met bepaalde dingen bezig blijft. Een beetje dwangmatig, noemen wij dat. En dat zien we hier op het dagcentrum ook wel gebeuren. Vandaag gaan we erover praten hoe wij jou kunnen helpen daar vanaf te komen!'

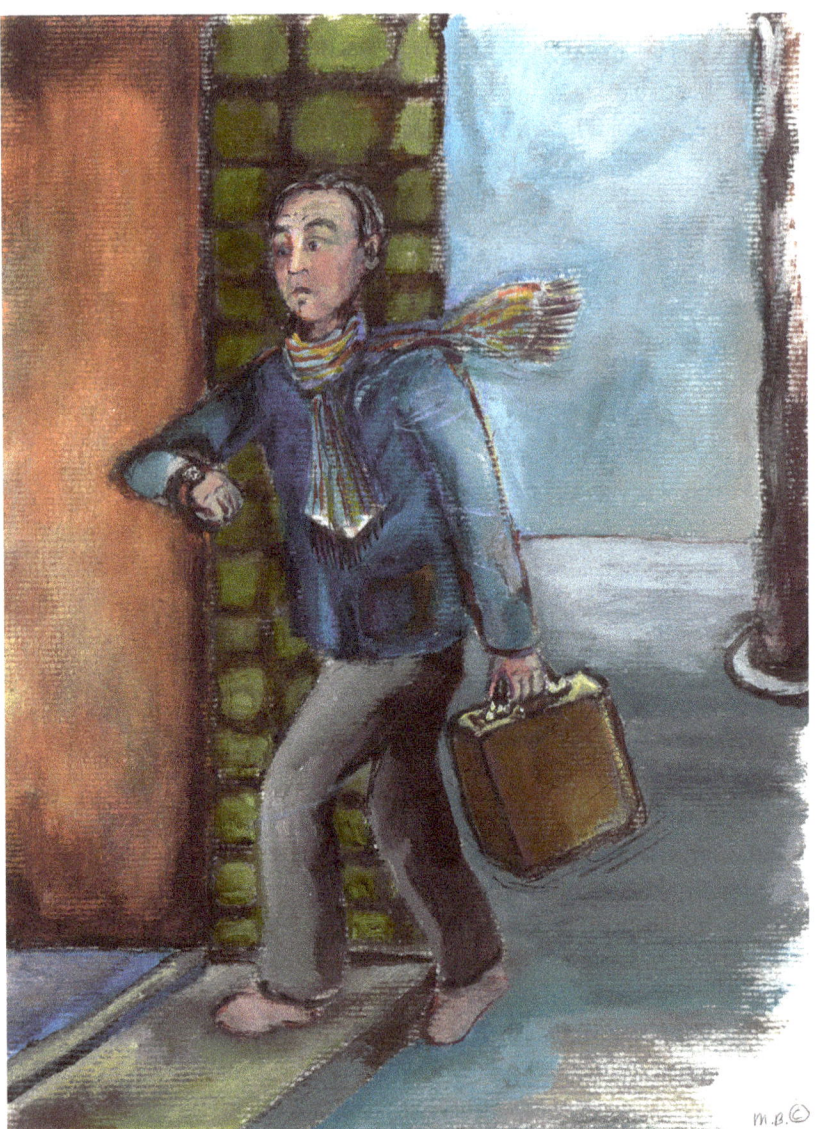

Literatuur

Bax, H., Hollander, N. den & Limpt, W. van (2006). *Een kwestie van verantwoordelijkheid; mensen centraal bij een veranderingsproces in de zorg.* Aalten: Stichting Estinea. ISBN 90 902 1058 X. Te bestellen via www.estinea.nl

Eijbergen, A. van & Sijnke, J. (2000). *Zo zie ik het; een man met een verstandelijke beperking over de zorgsector.* Maarssen: Elsevier Gezondheidszorg.

Geus, R. (2006). *Persoongerichte planning en active support; een begeleidingsmethodiek voor mensen met een ernstige verstandelijke beperking.* Utrecht: NGBZ/NIZW. ISBN 90 72396 22 7.

Kröber, H. (2006). *Gehandicaptenzorg inclusie en organiseren.* Rotterdam: Pameijer. ISBN 978 90 9023139 3. Proefschrift. Informatie: www.pameijer.nl

Schutte, S. & Limpt, W. van (2006). *Coachen van cliënten; vraaggerichte zorg in de praktijk.* Losser: Schutte/Limpt (eigen beheer). ISBN 90 81 810601 1 2. Te bestellen via: www.transferopleidingen.nl

Sijnke, J. (2004). *Coachen in samenwerkingsrelaties.* Maarssen: Elsevier Gezondheidszorg. ISBN 978 90 352 2706 4.

Sijnke, J. (2005). *Hoe je kijkt bepaalt wat je ziet.* Houten: Bohn Stafleu van Loghum. ISBN 90 313 4567 9.

Sijnke, J. (2002). *Intervisie in de gezondheidszorg; introduceren en toepassen van de casuïstiekmethode.* Maarssen: Elsevier Gezondheidszorg. ISBN 90 352 2553 8.

Over de auteur

John Sijnke heeft een langdurige ervaring in de zorgsector, met name in de dienstverlening aan mensen met een verstandelijke beperking. Hij publiceerde enkele boeken over dagbesteding voor mensen met een (zeer) ernstige verstandelijke beperking, meerdere boeken over communicatie en samenwerken en vele artikelen, onder meer over kwaliteit van bestaan. Hij ondersteunde Ab van Eijbergen bij het schrijven van diens boek *Zo zie ik het*.
Een aantal van de praktijkverhalen die in *Wie heeft de regie?* zijn opgenomen, werden eerder als column – in al dan niet gewijzigde vorm – gepubliceerd in AS, maandblad voor de activiteitensector.
John Sijnke is momenteel werkzaam als adviseur bij Stichting SPOT Opleiding, Training en Advies en houdt zich daar onder meer bezig met het ontwikkelen, organiseren en verzorgen van trainingen die gebaseerd zijn op de thema's die in dit boek aan de orde komen.
Kijk voor meer informatie op: www.spottraining.nl.

GPSR Compliance

The European Union's (EU) General Product Safety Regulation (GPSR) is a set of rules that requires consumer products to be safe and our obligations to ensure this.

If you have any concerns about our products, you can contact us on

ProductSafety@springernature.com

In case Publisher is established outside the EU, the EU authorized representative is:

Springer Nature Customer Service Center GmbH
Europaplatz 3
69115 Heidelberg, Germany

www.ingramcontent.com/pod-product-compliance
Lightning Source LLC
Chambersburg PA
CBHW081350100426
42871CB00021B/269